ÉTUDE

SUR LES

EAUX MINÉRO-THERMALES

DE ROUZAT

(PUY—DE—DÔME)

PAR B. D. LACAZE

Docteur en médecine de la Faculté de Paris.
Médecin-inspecteur des eaux minérales de Rouzat,
Membre titulaire de la Société d'hydrologie médicale de Paris, etc., etc.

PARIS

J. B. BAILLIÈRE et FILS

LIBRAIRES DE L'ACADÉMIE IMPÉRIALE DE MÉDECINE
Rue Hautefeuille, 19.

LONDRES	NEW-YORK
HIPP. BAILLIÈRE, 219, REGENT-STREET.	BAILLIÈRE BROTHERS, 440, BROADWAY.

MADRID, C. BAILLY-BAILLIÈRE, PLAZA DEL PRINCIPE ALFONSO, 16.

ÉTUDE

SUR LES

EAUX MINÉRO-THERMALES

DE ROUZAT

(PUY-DE-DÔME)

Corbeil. — Typ. et stér. de Crété.

ÉTUDE

SUR LES

EAUX MINÉRO-THERMALES

DE ROUZAT

(PUY—DE—DÔME)

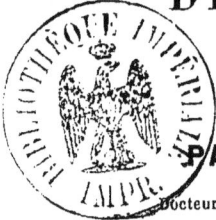

PAR B. D. LACAZE

Docteur en médecine de la Faculté de Paris,
Médecin-inspecteur des eaux minérales de Rouzat,
Membre titulaire de la Société d'hydrologie médicale de Paris, etc., etc.

PARIS

J. B. BAILLIÈRE ET FILS

LIBRAIRES DE L'ACADÉMIE IMPÉRIALE DE MÉDECINE
Rue Hautefeuille, 19.

LONDRES   NEW-YORK
HIPP. BAILLIÈRE, 219, REGENT-STREET. | BAILLIÈRE BROTHERS, 440, BROADWAY.
MADRID, C. BAILLY-BAILLIÈRE, PLAZA DEL PRINCIPE ALFONSO, 16.

1863·

AVANT-PROPOS.

Mon prédécesseur à l'inspection des eaux minérales de Rouzat, M. le Dr Chaloin, aujourd'hui
médecin-consultant à Châtel-Guyon, s'exprimait
en ces termes, dans une notice destinée à l'impres-
sion et malheureusement restée sans publicité :
« L'établissement thermal de Rouzat est parvenu,
sans bruit, sans propagande, à se créer une place
importante parmi les stations thermales de l'Auvergne, si riches et si nombreuses déjà. Bien connues
dans le pays par les services qu'elles ont déjà
rendus, ces eaux sont appelées à un avenir brillant.
C'est donc à la fois un devoir à remplir et un service à rendre aux malades que d'appeler l'attention
sur cet établissement thermal. » Et, après avoir fait
connaître, dans un rapide exposé, les diverses affections chroniques contre lesquelles ces eaux étaient
surtout souveraines, telles que rhumatismes, maladies du tube digestif, du foie, de l'utérus et de
ses annexes, manifestations graves de la scrofule,
tumeurs blanches, rachitisme, etc., etc., il appelait
principalement l'attention de ses collègues sur l'importance thérapeutique de l'eau de la source ferru-

gineuse et gazeuse, dont il vantait la spécialité d'action contre la chlorose et contre les nombreuses affections entretenues par l'anémie. Je regrette, pour ma part, bien vivement que M. Chaloin n'ait point réalisé la promesse qu'il avait faite, de se livrer à une étude particulière sur l'incontestable vertu de cette dernière source.

Quoi qu'il en soit, pénétré de la justesse et de l'autorité de ces appréciations, fort de l'expérience si éclairée de l'ancien inspecteur de nos thermes, presque de tous points conforme à la mienne propre, je n'hésite pas à livrer, dès aujourd'hui, à la publicité, les résultats de mes observations et de mes études sur les propriétés thérapeutiques des eaux minérales de Rouzat. Mais je me hâte d'ajouter que je n'ai nullement la prétention d'exposer ici, dans toute leur étendue, les vertus curatives de ces sources, n'ayant eu ni le temps ni l'occasion de pouvoir réunir les données cliniques suffisantes pour me croire autorisé à tenter un pareil travail (1). Je désire seulement attirer, dès à présent, l'attention du monde médical sur des eaux minérales,

(1) Mes appréciations, sur les propriétés thérapeutiques des eaux minérales de Rouzat, tirent leur principal appui des précieux renseignements que je dois à la bienveillance du docteur Barès, des données cliniques, empruntées à la savante pratique de l'ancien médecin en chef de l'hospice de Riom, le docteur Deval, de si regrettable mémoire, et à l'expérience éclairée de MM. Créma, Mosnier et Chaloin, successivement médecins-inspecteurs de nos thermes.

Juin 1863.

si salutaires dans bon nombre de circonstances, où nos moyens thérapeutiques ordinaires sont frappés d'impuissance. Plus tard, et lorsque j'aurai recueilli des documents concluants par leur nombre comme par leur importance, j'entreprendrai un travail de quelque étendue, plus digne de fixer l'attention des praticiens, et peut-être capable de légitimer, en l'étendant davantage encore, la réputation modeste que nos sources minéro-thermales doivent exclusivement au bien faible retentissement de leurs cures remarquables et parfois inespérées.

Je ferai connaître dans autant de chapitres distincts :

1° L'établissement thermal de Rouzat ;

2° Les divers travaux analytiques, dont nos eaux minérales ont été successivement l'objet ;

3° Les effets physiologiques de ces eaux ;

4° Leurs propriétés thérapeutiques ;

5° Leurs contre-indications ;

6° Les promenades et les excursions aussi variées qu'intéressantes, auxquelles les baigneurs peuvent se livrer ;

7° L'établissement d'incrustations.

8° Enfin, je terminerai par quelques considérations sur les cures de petit-lait et de raisin.

ÉTUDE

SUR

LES EAUX MINÉRALES

DE ROUZAT.

CHAPITRE I.

ÉTABLISSEMENT THERMAL DE ROUZAT.

Si la valeur thérapeutique d'une source minérale était en raison directe de l'ancienneté de son usage, l'eau de Rouzat n'aurait rien à envier aux eaux minérales les plus réputées de l'Auvergne, puisque son origine remonte à la domination romaine, tout aussi sûrement que l'origine des stations thermales du Mont-Dor, de Saint-Nectaire, de Royat et de tant d'autres, dans chacune desquelles, on retrouve invariablement une source ou un bain de César. Des fouilles récentes, opérées par les soins et sous la direction intelligente de M. le comte de Lauzanne, dans son domaine de Rouzat, ont levé tous les doutes à ce sujet. En effet, en faisant creuser le sol à une profondeur de 10 mètres environ, pour capter et aménager ces eaux minérales retrouvées, on a découvert les restes d'une vaste piscine, des médailles d'or et de cuivre, des ornements, des fûts et des chapiteaux de colonnes, des statues mu-

LACAZE.

1

tilées, des ustensiles et de nombreux débris d'origine romaine. La plupart de ces objets, car quelques-uns, et peut-être les plus précieux et les mieux conservés, ont été dérobés pendant ces travaux, sont placés dans une des pièces du nouvel établissement thermal, érigé depuis quelques années sur l'emplacement des anciens Thermes.

Situé à 7 kilomètres de la ville de Riom, sur le versant est de la magnifique chaîne des Monts Dômes, cet établissement est bâti en pleine exposition du levant. Il se compose de deux corps de bâtiment séparés par une cour spacieuse. L'un constitue l'hôtel, destiné à loger les baigneurs qui désirent résider, ou que leur état oblige à demeurer dans le voisinage des Thermes. L'autre corps de bâtiment comprend l'établissement thermal proprement dit.

Il existe quatre sources, dont deux sont sans emploi. Des deux sources utilisées, l'une moins abondante, marquant seulement de 13 à 14° cent., appelée Source ferrugineuse et gazeuse des Vignes, est exclusivement employée en boisson; l'autre, désignée sous le nom de Source du Grand-Puits, dont la température, à son bouillon, est de 32° cent. débitant 300,000 litres d'eau par jour, jaillit dans un vaste puits cylindrique, de 7 mètres de profondeur sur 2 mètres de diamètre et fait tous les frais de l'approvisionnement de l'établissement des bains. Cette source est captée et abritée dans la partie nord du rez-de-chaussée du premier bâtiment, avec tous les engins destinés à la caléfaction artificielle, à la conduite et à la distribution de l'eau, de ce lieu dans le bâtiment des bains.

L'établissement thermal de Rouzat est composé de dix cabinets de bains, de trois cabinets de douches et de deux vastes piscines. Chaque baignoire est alimentée par un robinet d'eau minérale naturelle et par un robinet d'eau minérale chauffée à 60° cent., ce qui permet de prendre les bains à une température variable selon les indications. Chaque cabinet de douches renferme une baignoire, munie aussi de deux robinets, débitant l'un l'eau minérale naturelle, l'autre l'eau minérale chauffée à 60° cent. La température de l'eau des douches peut donc être plus ou moins élevée, suivant la prescription. Le mélange des deux eaux, tempérée et chauffée, s'opère dans un bassin spécial, d'où l'eau préparée tombe d'une hauteur variable à volonté à partir de 3 mètres d'élévation. Deux cabinets de bains sont pourvus d'appareils convenables, pour administrer des douches ascendantes vaginales ou rectales. L'eau des deux piscines est incessamment renouvelée, par suite de l'écoulement non interrompu de l'eau de la grande source, tellement abondante, avons-nous dit, qu'elle pourrait facilement alimenter un établissement deux ou trois fois plus considérable que celui qui existe; aussi, l'eau des piscines se maintient-elle toujours à la même température de 28 à 29° cent. et n'est-il jamais nécessaire de l'élever par l'addition d'eau chauffée, circonstance toute favorable aux bains de piscine, préférés par beaucoup de baigneurs aux bains de baignoire. La piscine des hommes, beaucoup plus spacieuse que celle des femmes, peut aisément recevoir une vingtaine de personnes à la fois.

Les cabinets de bains sont établis dans deux gale-
ries latérales, séparées par un vestibule placé dans
la partie antérieure d'un pavillon intermédiaire.
Les deux piscines sont situées à l'extrémité opposée
des deux ailes. Deux cabinéts de douches sont ins-
tallés en arrière et au milieu, mais en contre-bas,
et immédiatement au-dessous du cabinet du médecin inspecteur. Enfin, le troisième cabinet de
douches est établi à côté même de la source du
Grand-Puits, dans le bâtiment de l'hôtel.

Il n'existe à Rouzat ni salle d'aspiration, ni étuves.
Inutile d'ajouter que chaque cabinet de bains ou de
douches et les vestiaires des deux piscines sont pourvus de tous les objets nécessaires pour un service
commode et agréable.

L'hôtel des bains est suffisamment spacieux, pour
recevoir et loger convenablement tous les malades
qui s'y succèdent durant la saison des eaux. De
nombreuses chambres, convenablement meublées
et tenues avec une grande propreté, sont à la disposition des baigneurs. Le rapprochement de l'hôtel
et de l'établissement thermal, permet aux malades
affaiblis ou impotents de regagner facilement leur
lit à la sortie des bains ou des douches. Et cette circonstance, offrant aux personnes délicates la facilité de se préserver de l'action de l'humidité, du
froid, etc., est toute favorable aux malades uniquement occupés du soin de leur santé.

Il existe aussi dans l'hôtel, un vaste salon, orné
avec goût, où les baigneurs peuvent se réunir à leur
gré.

Enfin, pour ne rien laisser dans l'ombre, je crois

devoir ajouter qu'on peut facilement se procurer, dans l'hôtel, une alimentation réparatrice, variée, convenable sans recherche, rentrant dans la prescription du régime que doivent observer des baigneurs et des buveurs d'eau.

L'établissement de Rouzat est situé dans un pli de terrain, sur le flanc de la montagne, de forme demi-circulaire en ce point, à l'exposition du levant et à une hauteur de 400 mètres environ au-dessus du niveau de la mer. Il résulte de cette heureuse disposition des lieux, qu'on y est à l'abri de tout courant d'air et qu'on s'y trouve préservé des vents de nord et d'ouest, les plus froids et les plus nuisibles; qu'on y respire un air pur, vif et léger, sans être trop raréfié, parfaitement salubre, et d'une égalité de température qu'on chercherait en vain dans les autres établissements rapprochés des montagnes; car, dans presque tous, la fraîcheur ou plutôt la froidure des matinées et des soirées contraste singulièrement avec la chaleur parfois excessive de la journée. Aussi, la plupart des malades, qui fréquentent ces derniers thermes, sont-ils forcés de renoncer souvent aux sorties tardives et les seules de la journée auxquelles on puisse se livrer avec quelque charme, dans les mois les plus chauds de l'année. A Rouzat, au contraire, l'égalité de la température et sa tiédeur au déclin du jour sollicitent aux promenades de la soirée, que les personnes les plus délicates peuvent prolonger sans aucun inconvénient, en en recueillant tous les avantages.

CHAPITRE II.

On compte à Rouzat quatre sources, une chaude, à 32° cent., la seconde marquant 13° à 14° cent., les deux autres froides. Je ne m'occuperai ici que des deux premières.

L'une, nommée Source du Grand-Puits, comme il a été dit plus haut, est captée dans un puits de dimensions considérables. L'eau vient en telle abondance, qu'elle suffit et au delà à l'approvisionnement de tout l'établissement, piscines, cabinets de bains et cabinets de douches.

Cette eau est légèrement trouble et inodore ; elle a une saveur saumâtre, alcalescente, sans être cependant désagréable ; elle dégage à l'air quelques bulles de gaz acide carbonique, surtout lorsqu'on l'expose à l'action de la chaleur.

L'eau de la seconde source, dite Source ferrugineuse et gazeuse des Vignes, est beaucoup moins abondante que la précédente, et elle n'est utilisée qu'en boisson. Cette eau est limpide, incolore, inodore, légèrement styptique, piquante et acidulée, d'un goût très-agréable ; aussi est-elle bue avec plaisir par tous les malades, qui s'en servent même dans les repas, de préférence à l'eau de Seltz. Les plus jeunes sujets, les estomacs les plus délicats la digèrent avec une extrême facilité. Il s'en fait une grande consommation sur place, et le nombre des bouteilles exportées s'accroît tous les ans dans une proportion considérable.

Les deux sources froides, qui n'ont pas encore été soumises à l'analyse chimique, présentent les mêmes propriétés physiques que celle-ci, et je ne doute pas qu'elles ne puissent être utilisées sous forme de boisson. Les eaux de Rouzat émergent du terrain primitif, près de la limite N. E. du massif volcanique de la chaîne des Monts-Dômes. Exposées à l'air, elles se recouvrent d'une pellicule irisée et produisent des conferves vertes très-abondantes.

La pesanteur spécifique de ces eaux est de 1,0026, pour la source du Grand-Puits et de 1,0038 pour l'eau ferrugineuse et gazeuse des Vignes.

L'eau de la source chaude de Rouzat a été officiellement analysée, en 1846, par M. O. Henry, membre de l'Académie impériale de médecine et chef de ses travaux chimiques. Plus tard, elle est devenue le sujet de recherches chimiques de la part de MM. Nivet, Pelouze, Girard, J. Lefort, etc., etc. Enfin, tout récemment, et sur mes instances, M. Terreil, chef de travaux chimiques au Muséum d'histoire naturelle, a bien voulu se charger d'analyser les eaux des deux sources de Rouzat, celle du Grand-Puits et celle des Vignes, et aussi les deux échantillons de dépôts ocreux provenant de ces deux eaux. En faisant procéder à cette dernière analyse de l'eau de la source thermale, déjà plusieurs fois analysée, je n'ai point cédé au puéril désir de contrôler des travaux antérieurs, dus

à des hommes également recommandables et parfaitement versés dans ce genre d'opérations. J'ai
voulu seulement, sachant les progrès incessants
de l'analyse chimique et l'emploi si heureux des
nouveaux moyens d'expérimentation, beaucoup
plus sûrs et plus précis dans leurs résultats que ne
pouvaient l'être les procédés anciens, j'ai voulu me
procurer, sur la composition chimique des eaux
de Rouzat, toute la somme de connaissances que
les continuels perfectionnements de la science des
réactifs pouvaient me faire espérer de découvrir
par une nouvelle analyse. Et je puis dire ici que je
n'ai pas été déçu dans mes espérances, puisque les
savantes recherches analytiques, faites par M. Terreil sur les boues des eaux de Rouzat, font pressentir la grande proportion de fer que ces eaux
doivent contenir à leurs sources, en même temps
qu'elles ont rendu possible le dosage des arséniates et des phosphates, dans nos eaux et dans
nos boues.

Je me propose d'exposer seulement, ici, les travaux analytiques, successivement entrepris, par
M. O. Henry, en 1846 (1), par M. Jules Lefort,
en 1859, par M. Terreil, en 1862, en les faisant
suivre de quelques réflexions.

Je vais commencer par l'analyse de l'eau de la
source thermale de Rouzat, due à M. O. Henry,
chargé de faire, en même temps, un rapport en
réponse à la demande en autorisation d'exploiter
cette eau, adressée à M. le Ministre du commerce,
par M. le comte de Lauzanne.

(1) *Bulletin de l'Académie de médecine*, t. XI, p. 942.

Je reproduis ce rapport, lu dans la séance de
l'Académie royale de médecine, le 2 juillet 1846.

Analyse chimique de l'eau minérale naturelle
de Rouzat. (*Eau alcaline gazeuse.*)

« Cette eau, comme beaucoup d'autres qui se
« rencontrent en Auvergne, ou dans les pays cir-
« convoisins, est riche en *bicarbonate de soude* et
« en *acide carbonique*. Elle a beaucoup d'analogie
« avec les eaux de Vichy, d'Hauterive, de Teis-
« sières-les-Bouliès, de Vic-sur-Cère, de Saint-
« Nectaire, etc., etc.

« C'est le *bicarbonate de soude*, associé à quel-
« ques autres bicarbonates terreux et à différents
« sels (chlorure, sulfate, silicate), alcalins qui en
« fait la base. On y trouve aussi un indice très-
« léger d'*iodure*, principe minéralisateur que pré-
« sentent toutes les sources de Vichy, lorsqu'on les
« soumet à un traitement convenable, comme je
« l'ai déjà signalé et publié, lors de l'analyse de ces
« susdites eaux (1).

(1) Je crois devoir rappeler ici le procédé suivi par moi pour
cette détermination ; il consiste à éviter d'abord la décomposi-
tion de l'*iodure de sodium*, pendant l'évaporation, en ajoutant à
l'une, un excès de potasse à l'alcool, dans laquelle on a constaté, *à l'avance, l'absence de tout principe iodique ;* filtrant, puis faisant concentrer des 19-20, on reprend par l'alcool à 40° la partie liquide filtrée à part de nouveau et concentrée doucement.
La liqueur alcoolique évaporée à siccité, *calcinée fortement*, et re-
prise par l'eau pure, a été additionnée de gelée récente d'ami-
don et de quelques gouttes d'acide sulfurique ou nitrique. La
teinte bleue ou *violacée* qu'elle prend, indique de suite la *présence
de l'iode.*

« L'eau de Rouzat est sans aucune odeur, très-
« limpide ; elle a une saveur saumâtre alcales-
« cente, non désagréable, dégage à l'air quelques
« bulles de gaz carbonique, mais surtout quand
« on y plonge un corps couvert d'aspérités, ou
« lorsqu'on l'expose à l'action de la chaleur. Elle
« se trouble alors progressivement, dépose un pré-
« cipité jaune nankin clair ; et la partie liquide
« prend un caractère plus alcalin. Traitée par les
« réactifs, et quelques modes *analytiques*, *qualifica-*
« *tifs*, elle indique la présence de *carbonates* et de
« *sesquicarbonates*, de *sulfate*, de *chlorure*, de *sili-*
« *cate de chaux*, de *magnésie*, de *soude*, de *potasse*,
« d'indices *d'alumine*, de *lithine*, d'*iodures alcalin*,
« de *fer* et de *matières organiques*. Additionnée
« d'acide sulfurique pur, l'eau de Rouzat se
« trouble légèrement, et laisse, avec le temps,
« déposer une poudre floconneuse, presque trans-
« lucide, formée de *silice ;* si la liqueur est évaporée
« jusqu'à siccité, cette silice apparaît *sous forme*
« *gélatineuse*.

« Saturée par l'acide acétique, l'eau qui nous oc-
« cupe fournit beaucoup d'acétates à base de *soude*
« surtout, de *chaux* et de *magnésie*, puis de *potasse*,
« non douteux. Ces acétates, isolés et calcinés ulté-
« rieurement très-fortement, conduisent à apprécier
« les *bicarbonates* primitifs.

« Les sels restés solubles, après l'évaporation de
« l'eau au cinquième de son volume, décantés avec
« soin, additionnés de carbonate de soude pur, puis
« filtrés, ont été mêlés avec une solution de phos-
« phate de soude ammoniacal. Il est résulté bientôt

« de ce contact, une poudre floconneuse, très-lé-
« gère, que je regarde comme de la *lithine ;* les
« autres substances minéralisantes ont été appré-
« ciées et déterminées en poids par les procédés
« connus.

  « Quant à l'acide carbonique, je l'ai isolé en to-
« talité ; j'ai dégagé d'une part celui des bicarbo-
« nates, et de l'autre celui existant à l'état libre, le
« *tout en volume.* Puis, ces *corrections faites*, j'ai
« porté aux bicarbonates (connus à part) ce qui leur
« revenait, la *différence* représentant l'acide carbo-
« nique libre. »

  « Des expériences faites, je déduis la composition
« suivante pour l'eau minérale de Rouzat (Puy-de-
« Dôme) :

Eau alcaline gazeuse.

Sur 100 grammes de liquide, savoir :

Principes volatils.	Air......................	Quantité indéterm.
	Acide carbonique.........	Un peu plus de 1/2 vol.
	Bicarbonate de soude (sup-	
	posé *anhydre*)	0,9390
	Bicarbonate de chaux	
	— de magnésie.	0,6100
	— de potasse	0,0120
Principes fixes	Sulfate de soude..........	0,7000
pour	— de chaux (*anhydre*).	0,2250
1000 gram. d'eau,	Chlorure de sodium.......	0,3300
3gr,066.	Silicate de soude	0,2130
	Iodure alcalin...........	
	Sel de lithine	Indices seulement.
	Fer, manganèse, alumine.	
	Matière organique.......	0,0370
	Eau pure...............	996,9360

  « La composition chimique de l'eau de Rouzat
« s'assimile, nous le répétons, aux eaux de *Vichy*,
« ainsi qu'à celles de *Saint-Nectaire*, de la *Bour-*

« *boule*, de *Vic–sur-Cère*, du *Mont-Dor*, ou *autres*
« de l'Auvergne ; et la nature chimique des princi-
« pes qui la minéralisent, justifie pleinement les
« propriétés qu'on lui a déjà reconnues. »

Je vais reproduire maintenant l'analyse des eaux
de Rouzat, faite, en 1859, par M. Jules Lefort, telle
que la donne M. Durand-Fardel, dans la deuxième
édition de son excellent *Traité thérapeutique des
eaux minérales de France et de l'étranger,* et de leur
emploi dans les maladies chroniques.

Source chaude, 31°.

	Cent. cube.
Oxygène et azote................	3,000

	Gr.
Acide carbonique................	0,724
Bicarbonate de soude	0,109
— de chaux............	1,098
— de magnésie	0,750
— de protoxyde de fer....	0,036
Sulfate de soude................	0,303
— de strontiane............	0,006
Chlorure de sodium..............	0,887
— de potassium	0,179
Iodure de sodium................	Traces.
Phosphate de soude..............	0,019
Arséniate de soude..............	Traces.
Silice..........................	0,106
Alumine .... } Matière organique.............. }	Traces.
	4,223

(LEFORT, 1859.)

Je terminerai en faisant connaître les deux analyses de l'eau des deux sources et les deux analyses
des deux échantillons des dépôts ocreux, faites dans
le laboratoire de chimie du Muséum d'histoire naturelle de Paris, l'année dernière.

Je laisse parler M. Terreil :

« Les eaux minérales de Rouzat, soumises à l'a-
« nalyse, sont de deux sortes. L'une de ces eaux est
« appelée *Eau du Grand-Puits*, l'autre porte le titre
« *d'Eau de la source ferrugineuse et gazeuse des*
« *Vignes.*

« Ces eaux, en perdant une grande partie de leur
« acide carbonique libre au contact de l'air, préci-
« pitent des dépôts ocreux, nommés *boues*. Ces dé-
« pôts sont composés de divers principes miné-
« raux, que les eaux contiennent à l'état soluble,
« à la faveur de l'acide carbonique. Ils ont été
« analysés à part.

Composition des eaux minérales de Rouzat.

SUBSTANCES CONTENUES DANS UN LITRE D'EAU.	EAU du GRAND-PUITS.	EAU de la source FERRUGINEUSE ET GAZEUSE.
Acide carbonique libre	Litre = 0,327 grammes. 0,64800	Litre = 0,353 grammes. 0,70000
Bicarbonate de soude.........	0,14007	0,15763
— de chaux	1,12201	1,26576
— de magnésie	0,89610	0,81161
Chlorure de sodium..........	0,99383	0,97627
— de potassium........	0,03293	0,04219
Iodures alcalins..............	Traces.	Traces.
Sulfate de soude.............	0,29841	0,19338
— de potasse...........	0,03915	0,04922
Sels de lithine..............	Traces.	Traces.
Carbonate de fer .... Phosphates de fer et de chaux. Arséniates de fer et de chaux..	0,01450	0,00703
Silice.......................	0,11136	0,15236
Matières organiques azotées...	Indétermin.	Indétermin.
Eau	995,70364	995,64455
	1000,00000	1000,00000

« Les dépôts ocreux qui se forment dans les

« eaux de Rouzat, après avoir été séparés de l'eau
« qui les mouillait et desséchés à l'étuve à 110 de-
« grés, ont fourni à l'analyse la composition sui-
« vante :

SUBSTANCES CONTENUES DANS LES BOUES.	BOUES du GRAND-PUITS.	BOUES de la source FERRUGINEUSE ET GAZEUSE.
Carbonate de chaux	5,02	12,32
— de magnésie	0,83	0,88
— de peroxyde de fer..	5,79	Traces.
Phosphate de peroxyde de fer..	3,04	2,42
Arséniate de peroxyde de fer..	0,77	0,37
Peroxyde de fer..............	49,72	21,35
Alumine	Traces.	Traces.
Sels alcalins solubles	0,65	0,56
Silice et argile..............	17,73	49,33
Matière organique azotée......	Traces.	Traces.
Eau de combinaison..........	15,55	13,27
	100,00	100,00

« Les analyses précédentes démontrent que les
« eaux de Rouzat sont à la fois alcalines, salines,
« ferrugineuses et gazeuses.

« Dans les analyses des eaux minérales de Rou-
« zat, on remarquera que la proportion de fer
« trouvée est très-faible. Mais cela tient à ce que
« l'analyse a été faite sur des eaux transportées ; la
« composition des boues fait prévoir la proportion
« considérable de fer que les eaux minérales de
« Rouzat doivent contenir à leurs sources.

« Il faut également se rappeler que l'acide carbo-
« nique libre, dosé dans lesdites analyses, est loin
« de représenter la quantité de cet acide que les
« eaux de Rouzat contiennent à la source. »

L'an dernier, en me remettant ce premier travail, M. Terreil m'avait exprimé le désir de le rendre plus complet, en procédant à l'analyse des résidus, laissés par l'évaporation des eaux minérales de Rouzat et en se livrant à l'examen des conferves que nos sources produisent. Jaloux d'obtenir, sur la composition chimique de ces eaux, les résultats analytiques les plus précis, je me suis empressé de mettre, cette année, à la disposition de l'habile chef des travaux chimiques du Muséum d'histoire naturelle, les résidus et les conferves demandés.

Je ne saurais mieux faire que de transcrire, à la suite de la première, la seconde note que vient de me remettre M. Terreil.

Résumé sur la composition des eaux minérales de Rouzat. (*Puy-de-Dôme.*)

Par M. V. Terreil.

« Dans le courant de 1862, M. le docteur « Lacaze a bien voulu me confier l'analyse des « eaux minérales de Rouzat ; mais comme il arrive « presque toujours en pareille circonstance, la « quantité d'eau minérale que l'on met à la dispo- « sition du chimiste est souvent trop faible pour « qu'il soit possible de déceler d'une manière sa- « tisfaisante la présence de certains corps qui « n'existent dans les eaux minérales qu'en trop pe- « tites proportions.

« Il me restait donc un doute sur la présence, « dans les eaux de Rouzat, de ces composés pres- « que impondérables, et auxquels les médecins

« accordent une influence très-grande sur l'éco-
« nomie animale.

« J'ai donc eu recours à l'obligeance de mon-
« sieur le docteur Lacaze pour me procurer une
« quantité assez considérable de résidu, laissé par
« évaporation par les eaux de Rouzat, qui m'a per-
« mis de reprendre l'analyse des infiniment petits
« contenus dans lesdites eaux minérales.

« Ce deuxième travail a confirmé ma pre-
« mière analyse, il m'a permis également de con-
« stater la présence dans les eaux de Rouzat, de
« l'acide crénique, de l'acide apocrénique et de la
« strontiane.

« Il est donc bien démontré aujourd'hui, par
« l'analyse, que les eaux minérales de Rouzat con-
« tiennent, outre les principaux éléments qui cons-
« tituent ces eaux :

« 1° De l'iode,

« 2° De l'arsenic,

« 3° De l'acide phosphorique,

« 4° De l'acide crénique,

« 5° De l'acide apocrénique,

« 6° De la lithine, en quantité presque dosable,

« 7° De la strontiane.

« Quant à cette dernière, elle existe dans les
« eaux de Rouzat en quantités si faibles, qu'elle
« n'est point accusable par les réactifs ordinaires.
« Je n'ai pu constater sa présence que par l'ana-
« lyse spectrale.

« On peut donc représenter la composition
« des eaux minérales de Rouzat de la manière sui-
« vante :

	GRAND-PUITS.	SOURCE DES VIGNES.
	grammes.	grammes.
Acide carbonique libre..........	0,64800	0,70000
Bicarbonate de soude...........	0,14007	0,15763
— de chaux...........	1,12201	1,26576
— de magnésie........	0,89610	0,81161
Chlorure de potassium..........	0,03293	0,04219
— de sodium	0,99383	0,97627
Iodures alcalins.................	Traces.	Traces.
Sulfate de soude................	0,29841	0,19338
— de potasse	0,03915	0,04922
Sels de lithine.................	Traces très-sensibles.	Traces très-sensibles.
Carbonate de fer..............		
Crénate de fer.................		
Apocrénate de fer		
Phosphates de fer et de chaux...	0,02540	0,01350
Arséniates de fer et de chaux...		
Alumine.....................		
Strontiane (à l'état de carbon.)...	Traces.	Traces.
Silice.......................	0,11136	0,15236
Matières organiques azotées	Traces.	Traces.
Eau	995,69274	995,63808
	1000,00000	1000,00000
Poids spécifiques.........	1,0026	1,0038

« Il résulte de ces analyses que les eaux miné-
« rales de Rouzat sont à la fois gazeuses, salines,
« alcalines et ferrugineuses.

« La position de Rouzat en Auvergne, dans le
« département du Puy-de-Dôme, m'a porté à rap-
« procher l'analyse de ses eaux de l'analyse des
« eaux minérales de Saint-Nectaire, qui est situé
« dans le même département.

« Il résulte de ce rapprochement que les eaux
« de Rouzat sont moins chargées de principes mi-
« néraux que les eaux de Saint-Nectaire, quoique
« ces principes soient sensiblement les mêmes. En
« moyenne, les eaux de Rouzat laissent par évapora-
« tion 2gr,9 de résidu salin par litre, tandis que les

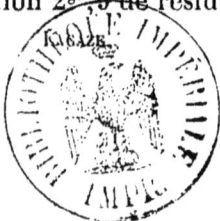

2

« eaux de Saint-Nectaire en laissent, en moyenne,
« 5^{gr},5.

« Dans les eaux de Rouzat, le bicarbonate de
« chaux se trouve en plus grandes proportions que
« le bicarbonate de soude; c'est le contraire pour
« les eaux de Saint-Nectaire.

« Enfin les eaux de Rouzat sont plus gazeuses
« que celles de Saint-Nectaire.

« Je terminerai ce résumé par quelques mots sur
« les conferves qui prennent naissance dans les
« eaux minérales de Rouzat et qui m'ont été re-
« mises par M. le docteur Lacaze.

« M. Decaisne, membre de l'Institut et profes-
« seur de culture au Muséum d'histoire naturelle,
« a bien voulu déterminer la nature de ces confer-
« ves, et il y a constaté la présence des espèces sui-
« vantes :

« 1° Des filaments d'une conferve voisine du
« *C. glomerata*,

« 2° Des *Oscillaires*,

« 3° Quelques *Palmellées*,

« 4° De nombreuses *Diatomées* appartenant aux
« genres *Navicula*, *Frustulia*, *Cocconema*, etc., etc.,
« toutes à carapaces siliceuses.

« J'ai purifié une certaine quantité de ces con-
« ferves par des lavages à l'eau acidulée, pour en-
« lever les parties terreuses qui les recouvraient,
« et par des lavages à l'eau distillée; enfin je les
« ai desséchées à 110°.

« Préparées de la sorte, ces conferves laissent
« 8,39 pour cent de cendres par l'incinération. Ces
« cendres sont rougeâtres; elles sont composées ex-

« clusivement de silice et d'oxyde de fer ; elles con-
« tiennent en outre des traces de phosphates ter-
« reux et de sels alcalins. Le peu de matière dont
« je pouvais disposer ne m'a pas permis de con-
« stater si l'iode se concentre dans ces espèces de
« plantes. »

Je constate d'abord que les eaux minérales de
Rouzat, l'eau du Grand-Puits et l'eau de la source
ferrugineuse et gazeuse des Vignes, analysées avec
tant de soin par M. Terreil, aux iodures alcalins près,
qu'il n'a pu constater dans cette dernière, ce qui
n'implique pas leur absence absolue, contiennent
les mêmes principes minéralisateurs, à des doses
presque identiques. De plus, la somme des principes fixes et volatils, réunis, est exactement la
même pour les deux sources, à quelques milligram-
mes près. Ainsi, nous trouvons, pour l'eau du Grand-
Puits, un total de $4^{gr},39636$, d'ingrédients minéralisateurs, et pour la seconde source, un total de
$4^{gr},45535$, des mêmes principes, en opérant dans
les deux cas sur 1000 grammes d'eau. Ces deux eaux
présentent donc entre elles la plus grande analogie
de composition chimique, et leur similitude serait
parfaite, si elles n'étaient distinguées par leur thermalité différente, l'une marquant de 31 à 32° cent.,
et la seconde ne dépassant pas 13 à 14° centigrades.
    La concordance qui existe entre les résultats
fournis par les deux analyses des eaux de ces deux
sources, aurait dû, en conséquence, se reproduire
rigoureusement dans les deux analyses des deux
dépôts ocreux provenant de ces deux eaux, analyses

faites dans le même laboratoire. Or, il n'en a point
été ainsi. Voici la raison que je crois pouvoir donner
de ce désaccord, plutôt apparent que réel. Si l'on
trouve dans les boues de l'eau du Grand-Puits plus de
principes ferrugineux et moins de silice et d'argile
que dans les boues de l'eau de la source ferrugineuse
et gazeuse, cela doit dépendre uniquement de la différence si grande des lieux où les deux dépôts ont
été recueillis. Ainsi les boues de la première de ces
eaux ont été recueillies dans le puits même où cette
source est captée, tandis que les dépôts de l'eau des
Vignes ont été ramassés dans le fossé argileux par où
cette eau s'écoule. De telle façon que les premières
boues ont dû conserver, dans toute leur pureté,
presque tous les principes fixes qui minéralisaient
l'eau du Grand-Puits, tandis que les boues de l'eau
des Vignes, ramassées dans un fossé argileux, comme
il a été dit, ont dû perdre, par leur évaporation in-
cessante, beaucoup de leurs principes minéralisateurs et acquérir, en même temps, une part plus ou
moins grande de principes étrangers, empruntés
aux corps ambiants avec lesquels elles étaient en
contact prolongé. Car, nul doute que ces deux dépôts, s'ils pouvaient être recueillis dans des conditions identiques, ne fournissent les mêmes résultats
à l'analyse chimique.

Je passe maintenant à l'examen comparatif des
trois analyses de l'eau minéro-thermale de Rouzat,
(eau du Grand-Puits), faites à trois époques différentes par MM. O. Henry, J. Lefort et Terreil.

Sous le rapport de la somme des principes minéralisateurs, obtenue dans chaque analyse, il existe

une grande analogie, sinon une identité complète. Les chiffres qui suivent vont confirmer cette assertion. Les principes fixes, obtenus par M. O. Henry, forment le total de $3^{gr},066$, le chiffre de M. Lefort est de $3^{gr},499$, et le chiffre de M. Terreil est de $3^{gr},64836$; soit plus de 3 grammes de principes fixes dans chaque analyse; et on atteint au chiffre de 4 grammes et demi, en réunissant les principes volatils aux principes fixes.

Jusque-là, donc, l'accord le plus parfait règne entre les trois expérimentateurs; mais leurs divergences éclatent, dans les proportions variables qu'ils assignent à chacun des principes minéralisateurs.

1° M. O. Henry fixe à $0^{gr},9390$, la quantité de bicarbonate de soude : soit presque le tiers de tous les principes fixes réunis, tandis que MM. J. Lefort et Terreil ne retrouvent cette même substance que dans des proportions minimes, le premier de ces chimistes donnant le chiffre de $0^{gr},109$, et le second accusant le chiffre de $0^{gr},14007$.

2° M. O. Henry trouve seulement $0^{gr},6100$ de bicarbonates de chaux et de magnésie, tandis que les analyses de MM. Lefort et Terreil accusent une proportion trois fois plus considérable de ces deux sels; le chiffre de M. Lefort est de $1^{gr},854$ et celui de M. Terreil est de $2^{gr},01811$.

3° M. O. Henry ne fait figurer le chlorure de sodium, dans son analyse, que pour la faible somme de $0^{gr},3300$; M. Lefort en élève le chiffre à $1^{gr},066$ et M. Terreil l'élève à $1^{gr},02676$, soit une dose six fois plus grande.

4° M. O. Henry assigne au sulfate de soude la somme de $0^{gr},7000$, trois fois supérieure à celle qui est fixée par M. Lefort et par M. Terreil.

5° Les proportions de fer, assignées par les trois expérimentateurs, sont à peu près les mêmes ; mais je crois devoir faire observer ici que ces faibles proportions, décelées dans les trois analyses, ne représentent pas exactement la quantité de fer que ces eaux contiennent, à en juger par les résultats connus de l'analyse des *boues*, due à M. Terreil.

6° Les trois chimistes ont décelé dans l'eau de Rouzat, la présence d'*iodures* alcalins et de *matière organique azotée.*

7° Enfin, je ferai observer que M. O. Henry ne dit rien des acides *arsénieux* et *phosphoriques de la stron-tiane,* dévoilés dans l'eau de Rouzat, par MM. Lefort et Terreil.

En résumé, les trois chimistes dont je viens d'exposer les travaux analytiques, si j'en excepte les arséniates et les phosphates de fer et de chaux, la strontiane, signalés par MM. Lefort et Terreil, ont constaté la présence des mêmes principes minéralisateurs dans l'eau minéro-thermale de Rouzat, mais avec des différences parfois considérables dans les proportions qu'ils assignent à chacune de ces substances. Sous ce rapport, l'analyse de M. O. Henry s'éloigne sensiblement des analyses de MM. J. Lefort et Terreil, faites beaucoup plus tard, — et qui présentent entre elles la plus frappante analogie. Sans oser me permettre de porter un jugement sur la valeur relative de ces trois analyses, dues à des hommes également habiles et autorisés, et mettant soigneuse-

ment à l'écart l'incontestable mérite de chacun
d'eux, je crois que les deux derniers travaux se
rapprochent davantage de la vérité et doivent être
préférés au premier, exécuté il y a bientôt vingt
ans. Car les deux derniers expérimentateurs, ayant
pu mettre en pratique des procédés analytiques
nouveaux ou perfectionnés, ont dû obtenir des résultats plus précis, plus exacts.

Si, abordant un autre ordre d'idées, je veux
chercher maintenant les analogues de nos eaux, en
les comparant aux autres sources chaudes de l'Auvergne, je vois qu'elles n'en diffèrent que par les
proportions variables des mêmes ingrédients minéralisateurs qu'elles contiennent et par leur thermalité. Toutes ces eaux nous fournissent donc le même
remède, différemment dosé, pour me servir des
expressions de M. le docteur Nivet. On arrive à cette
conséquence en comparant entre elles les diverses
analyses des eaux minéro-thermales de toute la contrée, faites et refaites par les chimistes de Paris et
de la province. On peut encore invoquer en faveur
de cette analogie, basée sur l'identité de composition chimique de ces eaux, et leur communauté
d'action sur l'organisme sain ou malade, et le lien de
parenté qui rapproche les nombreuses maladies
traitées avec un égal succès dans les différentes stations thermales, alimentées sans nul doute par un
réservoir commun. Et ce que je dis ici de la similitude de composition et d'action des sources si
nombreuses qui émergent du massif central de la
France, s'applique avec la même vérité à tous les
groupes d'eaux minérales répandus sur les divers

points du globe, et spécialement au groupe pyré-
néen qui, avec le précédent, forme le gisement le
plus important des eaux minérales de la France.
C'est là une loi générale qui découle rigoureusement de l'observation attentive des faits, loi ainsi
formulée par les auteurs de l'*Annuaire des eaux minérales de la France* : « Si l'on va plus loin et qu'on
« examine avec quelque soin la nature prédomi-
« nante des eaux de telle ou telle contrée monta-
« gneuse, on ne tarde pas à s'apercevoir que là en-
« core il y a des préférences, et il ne sera pas difficile
« de voir, par exemple, que les eaux (bicarbonatées)
« sont aussi abondantes dans le massif central de la
« France, que les sources dites sulfureuses le sont
« dans la chaîne des Pyrénées. »   Fort de cette autorité, et m'appuyant sur les travaux de M. O. Henry
et sur les recherches si consciencieuses de M. le
docteur Nivet, qui est sans contredit l'homme qui a
le mieux étudié les propriétés chimiques et thérapeutiques des différentes sources du Puy-de-Dôme
et du Bourbonnais, je pense que les eaux de Rouzat,
rentrant dans la loi commune , doivent être rapprochées, dans une classification bien entendue, des
nombreuses sources de la Basse-Auvergne. Mais je
me hâte d'ajouter que, dans les applications qu'on
est appelé à faire de ces différentes eaux, il importe
de tenir compte de la modification, considérable
quelquefois, apportée dans leur action par leur
plus haut degré de thermalité, ou par la dose plus
élevée d'un ingrédient minéralisateur puissant, tel
que l'arsenic, l'iode, le fer, etc., etc. On comprend
à merveille que la prédominance marquée d'un ou

de plusieurs de ces principes, dans une eau minérale, lui imprime une puissance et une spécificité
d'action qui la différencient de la source voisine au
point de vue thérapeutique , en lui assurant tous les
avantages dans le traitement de certains états pathologiques. Mais ces cas sont fort rares et, comme je
viens de le dire, on retrouve ordinairement une
grande analogie de composition et une incontestable communauté d'action, entre les différentes
eaux minérales de la même contrée et entre les
sources chaudes de l'Auvergne, en particulier (1).

Pour ces motifs, je me sépare à regret de mon
savant confrère, M. Durand-Fardel, qui a inscrit,
à tort à mon sens, les eaux de Rouzat, avec vingt-
huit autres sources minérales de la même région,
dans la classe des eaux ferrugineuses, et je me crois
suffisamment autorisé à rapprocher ces eaux de
celles de Royat , de Saint-Nectaire , de Vic-le-
Comte, etc., etc., avec lesquelles elles présentent la
plus frappante analogie d'action et de composition,
et que le même auteur a inscrites dans des classes
différentes.

(1) Le docteur Astrié disait, en parlant des eaux d'Ax, qu'elles
constituaient une véritable gamme thérapeutique. Ce langage
s'appliquerait avec bien plus de vérité à la précieuse série des
sources thermo-minérales de l'Auvergne, qui présentent entre
elles toutes les nuances de composition chimique, depuis les eaux
bicarbonatées, dont l'eau de Vichy serait le type, jusqu'aux eaux
chlorurées sodiques, dont la Bourboule nous offrirait le modèle.

CHAPITRE III.

L'excitation est l'effet généralement admis de l'action des eaux minéro-thermales. Mais ce fait si simple a été expliqué de bien des façons, par les divers auteurs qui ont abordé ce sujet. Et, au milieu de ces interprétations, il s'est glissé trop souvent de ces licences de langage regrettables, qui ont fait dévier le sens qu'on devait attacher à la propriété essentiellement excitante de ces eaux; propriété reconnue par tous, mais que chacun a commentée à sa guise. De là cette logomachie déplorable, qui règne dans la science hydrologique, et bien plus propre à obscurcir la matière qu'à la dégager des ténèbres qui l'enveloppent. Nous voyons en effet certains médecins, emportés par un zèle irréfléchi, accorder tour à tour, aux mêmes eaux, des propriétés excitantes ou calmantes, toniques ou émollientes, stimulantes ou sédatives, etc., suivant le caprice du moment. Or, n'est-ce pas faire le plus étrange abus des mots que de confondre ainsi, à plaisir, des choses parfaitement distinctes? Que les effets physiologiques et thérapeutiques de la même eau diffèrent selon sa température variable, selon son mode d'emploi, selon la puissance des divers appareils ou procédés balnéaires, mis en pratique,

et aussi suivant l'âge, le sexe, la constitution, la
mobilité nerveuse, etc., du sujet, personne ne le
conteste. Mais accorder ridiculement, aux mêmes
sources, des vertus opposées, c'est afficher à la
fois l'indécision des vues physiologiques et thérapeutiques les plus vulgaires et l'ignorance la plus
notoire du principe médicateur de ces eaux. Il est
incontestable que ces effets, pour revêtir des formes
diverses, pour se traduire par mille nuances, n'en
restent pas moins sous la dépendance de l'excitation.
On peut donc dire, avec raison, que telle eau est
moins énergique, moins excitante que telle autre ;
mais on n'est jamais autorisé à dire, d'une eau minérale, qu'elle est adoucissante, calmante, sédative,
etc. De semblables écarts de langage, à peine excu-
sables chez les anciens observateurs, doivent être
bannis des recueils cliniques de notre époque.
Chacun doit apporter, dans la discussion, cette sé-
vérité et cette tempérance d'expressions, comman-
dées par l'importance et la difficulté du sujet. Car,
en écartant avec soin toutes ces exagérations mala-
droites et ridicules, on établira sur des bases bien
autrement solides la réputation et la prospérité des
établissements thermaux qu'on désire servir, en
même temps que les intérêts sacrés de la science
seront sauvegardés.

De tous les auteurs modernes, M. Léon Marchant
est celui qui, abordant la question avec le plus de
bonheur et d'autorité, a le mieux établi la propriété
excitante des eaux minéro-thermales (1). Personne

_____

(1) *Recherches sur l'action thérapeutique des eaux minérales.*
Paris, 1832.

ne saurait lui contester la grande part qui lui revient dans l'éclatante démonstration de cette vérité
physiologique et thérapeutique, entrevue par d'autres avant lui, mais que personne n'était parvenu à
mettre en lumière. Aussi voyons-nous les hommes
les plus considérables, parmi les hydrologues en
renom, s'inspirer, en en dénonçant la source, des
idées sur l'excitation thermale, développées avec
tant de talent et de puissance, dans l'excellent et
substantiel ouvrage de M. Marchant, publié il y a
plus de trente ans. Je crois, d'ailleurs, ne pouvoir
mieux faire, pour démontrer la propriété excitante
des eaux minéro-thermales, que de citer les deux
passages suivants, empruntés au livre de M. Alibert
et aux auteurs de l'*Annuaire des eaux minérales de
la France.*

Voici d'abord en quels termes s'exprime sur
l'excitation minéro-thermale, M. Alibert, dans son
Précis historique des eaux minérales, publié en 1826 :

« Les eaux minérales naturelles, qu'elles soient
« chaudes ou froides, qu'elles soient salines ou aci-
« dules, ferrugineuses ou sulfureuses, sont exci-
« tantes. Les maladies chroniques qui en réclament
« l'usage, après avoir résisté à nos méthodes classi-
« ques de traitement, ne guérissent qu'en passant
« par l'épreuve d'une excitation, dont l'activité va-
« rie selon la température des eaux, selon la nature
« des principes minéralisateurs et selon la suscep-
« tibilité vitale de chaque individu. Leur caractère
« thérapeutique sera donc l'*excitation*. »

Laissons parler maintenant, sur ce même sujet,
les auteurs de l'*Annuaire.*

« En résumé, les eaux minérales, par *leur mode*
« *excitant*, relèvent graduellement les forces singu-
« lièrement affaiblies, dans les maladies de long
« cours, et substituent, à un état chronique, un
« état momentanément aigu, qui réveille les or-
« ganes engourdis, active les sécrétions et provoque
« des crises salutaires par les urines et les sueurs,
« etc., etc., tandis que leur mode *altérant* ramène,
« par un travail lent, insensible, mais continu, les
« liquides altérés à leur état normal. De cette si-
« multanéité d'action résulte une puissance cura-
« tive à nulle autre pareille, pour le traitement des
« affections chroniques. »

L'excitation est donc pour tous, la conséquence
obligée de l'action des eaux minérales, et il serait
superflu d'insister désormais sur ce sujet épuisé.
Mais, comme je l'ai dit plus haut, on cesse de s'en-
tendre, lorsqu'il s'agit d'expliquer l'évolution des
effets produits et la succession des divers phénomènes qui en dérivent, ou, en d'autres termes, lorsqu'il s'agit de donner la raison du mécanisme des
modifications heureuses survenues dans les organes
malades et assez puissantes pour rétablir la santé,
ou pour diminuer la somme ou arrêter le progrès
de la maladie. Tout étant hypothétique et sujet à
contestation en pareille matière, on ne doit risquer
ou accepter une explication qu'avec une extrême
réserve. Cependant, si j'avais à me prononcer sur
ce point obscur, j'inclinerais volontiers vers la théorie de la révulsion, développée avec tant de force
par M. L. Marchant. Car il ne répugne nullement
d'admettre que l'excitation minérale s'exerce pri-

mitivement sur l'ensemble de l'organisme et aussi sur l'organe malade, dont elle réveille la vitalité, pour porter son action ultime sur un ou plusieurs appareils sécréteurs ou excréteurs dont elle sollicite le concours puissant, en les appelant à devenir le siége du mouvemeut critique, ou de l'acte révulsif qui doit assurer la guérison.

Les eaux minérales de Rouzat vont nous fournir la preuve de l'excitation minérale, quel que soit l'usage, interne ou externe, qu'on fasse de ces eaux.

· USAGE EXTERNE.

Afin d'éviter toute confusion entre l'action purement minérale et l'action due à la thermalité, j'exposerai successivement les effets physiologiques, observés sous l'influence de l'usage externe de nos eaux, à température moyenne (28° à 29° centigrades) et les effets physiologiques provoqués par nos bains administrés à température élevée (35° à 40° centigrades).

Parlons d'abord des premiers phénomènes.

1° Bains tempérés.

1° Le pouls conserve à peu près le même nombre de pulsations, acquérant seulement un peu plus d'ampleur et d'énergie ; l'état du cœur change peu, quant à la fréquence des battements, dont la force d'impulsion est sensiblement augmentée.

2° Une sensation de constriction passagère, rapportée à la base de la poitrine et vers la région épigastrique, est ressentie par quelques baigneurs, au moment de l'immersion du corps dans l'eau; les mouvements respiratoires sont aussi parfois légère-ment accélérés ; mais je n'ai jamais remarqué, ni chez les enfants, ni chez les femmes, de sentiment de gêne ou d'anxiété respiratoires, porté jusqu'au point d'obliger le malade à sortir du bain.

3° L'action de nos Eaux, sur le tégument externe, est des plus marquées, surtout chez les sujets dont la peau est fine et irritable. Peu de temps après l'immersion, la peau devient le siége de démangeai-sons, de picotements incommodes, accompagnés souvent d'une chaleur âcre et désagréable ; elle se couvre rapidement d'une rougeur générale, parfois érythémateuse, qui ordinairement persiste peu de temps; les sueurs sont rarement observées.

4° La sécrétion urinaire est sensiblement augmentée; les mictions sont, à la fois, plus abon-dantes et plus rapprochées ; le besoin d'uriner devient plus impérieux ; en même temps les urines perdent de leurs qualités antérieures, pour en ac-quérir de nouvelles ; elles deviennent rapidement alcalines. Mais ce changement, survenu dans la com-position des urines, doit être exclusivement rapporté à une action purement *éliminatoire ;* car l'état de *saturation* de l'économie ne saurait être invoqué dans l'espèce, puisqu'il suffit de quelques bains pour opérer cette transformation.

5° Le système cérébro-spinal est généralement peu ou point impressionné ; cependant, chez plu-sieurs personnes, une céphalalgie intense et pro-longée a été quelquefois observée, après un ou plusieurs bains de piscine de peu de durée.

6° Le sommeil est, en général, conservé, chez le plus grand nombre, pendant toute la durée du traitement ; mais chez les personnes très-nerveuses, délicates ou affaiblies, l'agitation et l'insomnie forcent parfois à suspendre l'usage des bains.

7° Nos eaux sont puissamment emménagogues. Mes observations, sur ce point intéressant, sont aussi nombreuses que concluantes. Chez toutes les jeunes filles ou jeunes femmes, soumises à l'usage externe de ces eaux, j'ai constamment observé que l'écoulement menstruel était promptement régularisé ou rappelé, après une suppression de quelques mois et même de plusieurs années.

8° Les digestions acquièrent de bonne heure une activité marquée ; l'appétit se régularise en même temps qu'il devient plus vif, impérieux même chez certains sujets qui, peu de temps avant, éprouvaient de l'inappétence et de l'anorexie. Et non-seulement les digestions se font rapidement, mais encore elles s'opèrent avec une grande facilité, sans fatigue et sans dégagement de gaz.

La soif n'a jamais paru augmentée, ni diminuée, d'une manière appréciable.

9° Les sécrétions intestinales diminuent sensiblement ; les selles deviennent plus rares, elles acquièrent de la consistance et se colorent en noir. Quelquefois même la constipation succède à l'usage prolongé des bains.

10° Mais bientôt cette activité nouvelle, qui se fait ainsi remarquer dans tous les appareils organiques, imprime à l'économie entière une tonicité générale des plus évidentes, se traduisant par l'en-

semble des phénomènes suivants : peu à peu, le
teint s'anime, le pouls acquiert de l'ampleur, les
battements du cœur deviennent plus forts ; le besoin
de l'exercice se fait vivement sentir ; les mouvements musculaires s'exécutent avec plus d'énergie ;
le jeu des articulations s'assouplit ; on se trouve plus
robuste et plus agile ; il semble qu'une vigueur
nouvelle circule avec le sang et pénètre dans les
profondeurs de l'organisme ; on éprouve enfin, un
sentiment de bien-être général qui relève le moral,
en rappelant la sérénité et la confiance perdues.

Tel est le tableau fidèle des divers phénomènes
physiologiques qui se succèdent sous l'influence
salutaire de l'usage externe des Eaux Minérales de
Rouzat, dégagées de l'action de la thermalité. Ces
phénomènes s'observent surtout du sixième au
huitième bain, et acquièrent tout leur développement, vers la fin du traitement thermal.

2° Bains chauds.

Mais la scène change, lorsqu'on élève la température de l'eau employée sous forme de bain ou de
douche. L'élément thermal vient ajouter alors son
appoint d'action à l'excitation purement minérale.
Et, pour peu que cette température atteigne ou
dépasse 36° cent., surtout encore si le bain est
prolongé, tous les phénomènes d'excitation ou
mieux de surexcitation générale éclatent avec rapi-
dité et puissance. Les choses se passent ici exactement de la même manière que dans les autres
établissements thermaux, où l'on fait usage de
bains à température très-élevée ; car la thermalité

n'a pas deux façons de manifester son action, parfois si considérable. Voici donc, aussi brièvement
que possible, ce qu'il m'a été donné d'observer
chez un grand nombre de personnes, prenant des
bains chauds (de 36° à 40° cent.). Quelque temps
après l'immersion du corps, la face s'injecte, devient vultueuse ; les oreilles bourdonnent ; la tête
s'embarrasse et s'alourdit, avec ou sans céphalalgie ;
l'eau ruisselle du front ; les battements du cœur
acquièrent plus de force et plus de fréquence ; le
pouls devient plein, dur et rapide ; la respiration se
précipite, en s'accompagnant d'une gêne marquée, etc., etc. En général, cet état de surexcitation
disparaît quelque temps après la sortie du bain.
Dans d'autres circonstances, il persiste pendant
plusieurs heures et constitue, par sa durée, une
fièvre éphémère, qui se prolonge plus ou moins
avant dans la nuit, avec grande agitation et insomnie concomitantes, pour se terminer par des
sueurs copieuses. Chez quelques baigneurs, enfin,
l'état fébrile, par sa persistance, constitue une
véritable fièvre continue (fièvre thermale des auteurs). Mais cette crise plus ou moins violente
est toujours suivie d'une lassitude physique, d'une
prostration morale et d'un malaise général, fort
désagréables. Chez beaucoup de baigneurs, elle
ne se manifeste qu'aux deux ou trois premiers
bains ; chez d'autres, au contraire, elle se reproduit
avec une telle constance, qu'on se trouve alors
dans l'obligation de suspendre les bains ou d'en
abaisser la température. Il est des circonstances,
en effet, où la répétition de ces phénomènes d'exci-

tation thermale n'est pas complétement exempte de danger et qui forcent le médecin à en interrompre prudemment la reproduction fâcheuse.

USAGE INTERNE.

Eaux prises en boisson.

Prises en boisson, les eaux de Rouzat produisent les mêmes effets physiologiques, dont je viens d'exposer la succession, à l'occasion des bains tempérés. Je n'ai donc pas à les énumérer de nouveau ici. Je me borne à faire observer que chez tous les malades, et spécialement chez les personnes chlorotiques ou anémiques, l'usage interne de nos Eaux rétablit plus rapidement encore l'activité gastrique, en réveillant aussi la vitalité du système absorbant gastro-intestinal et en favorisant puissamment l'assimilation. Chez toutes, en peu de jours, les accidents dyspeptiques les plus rebelles disparaissent comme par enchantement. Les urines deviennent plus rapidement alcalines par l'usage interne de nos Eaux que par leur usage externe, en même temps que la sécrétion urinaire est incontestablement plus activée.

Les eaux de Rouzat seront bues de préférence, le matin, à jeun et à la source même. On doit les boire aussitôt puisées, afin de prévenir le dégagement du gaz acide carbonique qu'elles renferment en si grande abondance. Pendant les premiers jours on n'en boit qu'une verrée ; puis on en prend deux verrées, administrées à un quart d'heure d'intervalle. On continue de la sorte pendant sept à huit

jours, après lesquels on élève graduellement la dose
à quatre verrées par jour, dont deux verrées prises le
matin, et deux verrées prises le soir, une heure avant
de dîner. Ce nombre est continué jusqu'à la fin du
traitement thermo-minéral. Chez les enfants ou
chez les sujets très-affaiblis, on procède par demi-
verrées, en observant la même progression dans l'é-
lévation successive de la dose d'eau ingérée chaque
jour. En prenant ces simples précautions, je ne me
suis jamais trouvé forcé de suspendre l'usage interne de nos eaux, constamment tolérées par les estomacs les plus délicats et facilement digérées,
sans occasionner ni pesanteur, ni dégoûts, ni le
plus léger trouble fonctionnel de l'appareil digestif.

Prises à des doses fractionnées, les eaux de Rouzat, avons-nous dit, sont ou paraissent être astrin-
gentes, puisque la constipation semble être la conséquence de leur usage interne à dose faible.
Cependant, il arrive encore assez souvent que l'eau
de la grande source, prise à haute dose (cinq à six
verrées dans la matinée), produise des évacuations
alvines abondantes et répétées. Cet effet purgatif,
que j'ai constaté chez un grand nombre de personnes, dont quelques-unes même n'avaient pas pris
plus de deux verrées d'eau, doit-il être exclusivement attribué au lavage du tube digestif par l'ingestion rapide d'une notable quantité d'eau tiède ? Ou
doit-on le rapporter en grande partie à l'action de
quelques-uns des ingrédients minéralisateurs contenus dans nos eaux, du sulfate de soude, par
exemple ? J'inclinerais volontiers vers la première
supposition, bien convaincu que beaucoup d'eaux

minérales, réputées purgatives, ne révèlent cette propriété qu'à la condition d'être bues en grande abondance. Toujours est-il qu'à Rouzat, comme en tant d'autres lieux, cinq à six verrées d'eau de la grande source, prises coup sur coup, suffisent pour purger et les malades et même les gens valides.

Inutile d'ajouter que l'usage simultané des eaux de Rouzat, *intùs et extrà*, produit plus rapidement et plus puissamment encore, le développement des divers phénomènes physiologiques, que je viens d'exposer avec la plus scrupuleuse exactitude.

CHAPITRE IV.

Avant d'aborder la question si importante des propriétés thérapeutiques des eaux de Rouzat, je crois devoir entrer dans quelques considérations préliminaires, qui serviront en quelque sorte de prologue à notre sujet.

Je viens de démontrer, en m'appuyant sur l'autorité des hommes les plus considérables, que l'action des eaux minérales se traduisait par une excitation variable suivant leur degré de thermalité, suivant la nature et la richesse de leurs principes minéralisateurs, suivant la susceptibilité vitale de chaque individu, et aussi suivant certaines causes qui nous échappent, pour ne se révéler que par leurs effets inexpliqués.

Il s'agit maintenant d'indiquer ou de rechercher les meilleures règles à suivre dans la mise en œuvre de cette excitation minérale, laquelle exige de la part des médecins une observation attentive, une grande vigilance, des soins infinis pour instituer convenablement la médication hydro-minérale et pour en assurer le succès.

A ces fins le médecin devra :

1° Établir rigoureusement le diagnostic de l'affection soumise à son examen ;

2° Peser, dans sa sagesse, la valeur de toutes les circonstances qui doivent exercer leur part de légitime influence sur la médication à instituer, telles que la nature, l'origine, le siége, l'ancienneté de la maladie, sa résistance aux méthodes classiques de traitement essayées antérieurement, le sexe, l'âge, la constitution, l'impressionnabilité du sujet, etc., etc. ;

3° Être renseigné, aussi complétement que le comporte l'état présent de la science, sur la composition chimique, la puissance et la spécificité d'action des eaux minérales qu'on veut opposer au mal ;

4° Enfin, et c'est ici que gît la grande difficulté, régulariser et doser cette action puissante et spécifique, expression fidèle, mais souvent entourée de mystère, des propriétés thérapeutiques des eaux employées ; la diriger avec intelligence contre les divers états pathologiques, en évitant avec habileté les nombreux écueils dont est entourée l'application du traitement thermo-minéral.

Or, ce programme, d'une réalisation si simple en apparence, est cependant environné des plus grandes difficultés dans son exécution. Et pour ne parler ici que d'une seule des nombreuses inconnues de ce problème complexe, comment oser se flatter de pouvoir convenablement doser l'action spécifique et parfois si puissante, d'une eau, lorsqu'on ignore si souvent, et l'origine réelle et l'agent bien avéré de cette spécialité d'action ? En bonne logique, cette action devrait être toujours, quant à l'importance de ses effets, en raison directe de l'abondance ou de la nature des principes miné-

ralisateurs, révélés par l'analyse chimique. Or, il
n'en est pas toujours ainsi. Et, pour n'en citer qu'un
exemple entre mille, je rappellerai ici que les eaux
minérales du Mont-Dor, si pauvres en ingrédients
minéralisateurs, comparativement aux autres sources de la contrée, sont cependant *plus fortes* et *plus
impétueuses*, pour me servir des expressions de Bordeu, que les sources rivales et voisines. Comme on
devait s'y attendre, une foule d'hypothèses plus
ou moins ingénieuses ont été successivement mises
en avant, pour donner l'explication de ce fait
étrange. Les uns ont rapporté à l'action de la thermalité cette grande puissance des eaux du Mont-
Dor ; mais personne n'ignore que les eaux de la
Bourboule ont une température encore plus élevée.
Il y a donc, dans la production du fait en question,
une tout autre cause que la thermalité. D'autres ont
rapporté cette force d'action à la présence d'une
notable proportion d'arséniate de soude dans les
eaux du Mont-Dor ; mais nous savons tous que les
eaux de Saint-Nectaire, et surtout les eaux de la
Bourboule, sont encore plus riches en arsenic, sans
invoquer en outre l'abondance, relativement plus
grande, des autres principes minéralisateurs qu'elles
contiennent. Ni la présence de l'arsenic ni la thermalité ne nous donnent donc le mot de l'énigme.
D'autres, enfin, ont cru se tirer d'affaire, en invo-
quant les formes variées, habiles et savantes même,
sous lesquelles les eaux minérales du Mont-Dor
sont administrées, pour donner l'explication de
cette puissance d'action. Je rappellerai que l'établissement thermal de Royat est un des mieux

pourvus en agents balnéaires de tout genre, dans le double but de multiplier les divers modes d'administration des eaux et de varier leurs différents modes d'action sur l'économie ; et, cependant, envisagées d'une manière générale, la puissance, l'énergie des eaux du Mont-Dor, l'emportent sur celles des eaux de Royat. Ici donc encore, l'explication laisse beaucoup à désirer; et, à mon sens, il serait plus sage d'avouer sans détour notre ignorance de la cause mystérieuse de ce fait étrange, que de nous égarer ainsi à plaisir dans le champ des conjectures.

D'un autre côté, nous ignorons complétement le mode d'action des eaux minérales sur l'organisme, et nous n'en connaissons que les effets. Malgré ses espérances et ses efforts, la chimie est restée impuissante pour nous éclairer et nous renseigner sur la production de ces phénomènes, bien plus encore sous la dépendance des propriétés vitales que des lois qui régissent la matière inerte. La vitalité, en effet, dont on ne saurait dénier l'intervention puissante, doit apporter les plus profondes modifications et aussi les plus inattendues, dans les résultats si variés de cette opération chimico-organique. Et, aussi longtemps qu'on ne dédaignera pas d'introduire l'élément vital dans la question et de tenir compte de son rôle si important, on se gardera bien de comparer follement l'action d'un médicament, d'un agent quelconque sur l'estomac ou sur tout autre organe, avec ce qui se passe dans la cornue du chimiste. Je suis, d'ailleurs, parfaitement convaincu que telle est aussi l'opinion des hommes éminents, que leur grand savoir maintient au premier rang

parmi les chimistes les plus illustres de l'époque.
Tout le monde reste d'accord que, dans l'ignorance
où nous sommes du mode d'action des eaux minérales, on doit surtout emprunter aux résultats de
l'observation clinique, les principes qui doivent nous
guider dans l'application rationnelle de cet agent
complexe. Et, chose bien digne de remarque, en
nous astreignant à ces règles, nous ne faisons que
suivre l'exemple que nous donnait, il y a près d'un
siècle, l'illustre Bordeu, le créateur de la science
hydrologique, considérée dans ses applications thérapeutiques. Car, seul, il comprit, à une époque
déjà éloignée, que les études cliniques étaient, pour
le médecin, le guide le plus sûr dans l'institution de
la médication minéro-thermale, en l'éclairant aussi
complétement que possible sur les indications thérapeutiques à remplir. Il sut éviter l'erreur dans laquelle tombèrent tous ses contemporains, entraînés,
fascinés par les magnifiques conquêtes de la science
nouvelle à laquelle le génie de Lavoisier, de Four-
croy, de Vauquelin et de tant d'autres avait im-
primé un si prodigieux essor. Malgré son isolement,
et confiant dans l'avenir de sa méthode, nous voyons
Bordeu opposer nettement aux prétentions déce-
vantes des fauteurs de l'analyse chimique, la puissante intervention des études cliniques, c'est-à-dire
l'observation attentive et raisonnée des faits recueillis dans chaque station thermale et constituant
l'analyse médicale, qui seule peut nous faire apprécier les effets thérapeutiques des eaux minérales,
sans pouvoir les expliquer, il est vrai, et nous éclairer, en même temps, sur l'opportunité de leur em-

ploi. On ne saurait donc contester à ce profond observateur la gloire d'avoir recherché le premier les moyens analytiques, jusqu'à lui inconnus ou négligés, à l'aide desquels il put jeter les bases de la clinique médicale hydro-minérale. Or, il est bien démontré aujourd'hui que la meilleure méthode à suivre, lorsqu'on est appelé à instituer et à diriger un traitement hydro-minéral, est celle qui repose toute entière sur l'observation médicale. Mais il ne faut pas perdre de vue que cette méthode, loin de l'exclure, appelle à son aide le précieux concours de l'analyse chimique, qui jette sa part de lumière sur le sujet, en nous dévoilant quelques-uns des nombreux secrets de la composition intime des eaux minéro-thermales. La science des réactifs seconde donc puissamment le médecin dans les efforts qu'il ne cesse de faire, pour découvrir le mode d'action de ces sources, jusqu'à ce jour ignoré, et elle le met souvent sur la voie de la spécialité d'action de telle ou telle eau, en y décelant la présence de tel ou tel principe minéralisateur important, qui peut en être l'agent le plus actif. Et certes, ce sont là d'incontestables services. Mais, je crois devoir le redire, celui-là s'exposerait à faire fausse route, qui aurait la prétention de juger de l'action thérapeutique d'une eau minérale sur sa composition chimique.

Ne pouvant donc s'appuyer sur les données incertaines de la science, dans le choix et dans l'application qu'il est appelé à faire des eaux minérales, le médecin devra instituer la médication hydro-minérale avec la plus sage lenteur et une extrême réserve, afin de doser convenablement l'excitation

minérale qu'il veut mettre en jeu, sans jamais dépasser les limites de la prudence, dans les effets salutaires, mais quelquefois puissants, qu'il attend de
l'action de ses eaux. Il devra aussi apprécier la valeur des causes qui peuvent le mettre sur la voie de
la nature de la maladie ; calculer les circonstances
d'âge, de sexe, de tempérament, de susceptibilité
nerveuse, etc., etc. Et enfin, il devra, avant tout,
puiser tous les renseignements cliniques désirables
aux meilleures sources, en s'entourant des lumières
empruntées à l'expérience d'autrui et à la sienne
propre, afin de diriger sûrement ou avec les chances
les plus favorables, l'usage des eaux minéro-thermales, quel que soit leur mode d'administration.

En faisant connaître plus haut la composition
chimique et les effets physiologiques des eaux minérales de Rouzat, il m'a été facile de démontrer en
même temps leur similitude de composition et d'action avec les autres sources chaudes de l'Auvergne,
similitude encore attestée par la grande analogie
qui relie entre eux les divers états morbides traités
avec un égal succès dans toutes les stations thermales de la contrée. Et, en cela, j'avais été devancé
par plusieurs observateurs, notamment par M. le
docteur Nivet, dont l'autorité en pareille matière
est généralement admise. « Toutes les sources du
« département du Puy-de-Dôme, dit-il, sont toni-
« ques, emménagogues et excitantes ; appliquées
« sous la forme de bains, elles exercent une action
« dérivative et stimulante très-prononcée du côté de
« la peau. » « Cette théorie, qui s'applique à toutes
« les eaux salines, acidules et ferrugineuses de l'Au-

« vergne est, à notre avis, la seule qui soit exacte, la
« seule qui soit admissible. » Et, un peu plus loin, il
ajoute : « Cette communauté d'action est si vraie
« que l'on voit figurer les mêmes maladies, dans
« les listes de guérisons publiées par les médecins-
« inspecteurs des principaux thermes du Puy-de-
« Dôme. » Cette manière large d'envisager la question est la seule vraiment philosophique, la seule
aussi qui concorde avec les faits rigoureusement observés. Et je crois, avec cet observateur, que la ten-
dance générale des esprits à vouloir trouver quand
même une spécialité d'action dans les eaux de chaque station thermale, et souvent dans chacune des
sources de la même localité, est une exagération contre laquelle on ne saurait trop s'élever, parce qu'elle
froisse, à la fois, la vérité et les convenances. Je m'associe donc sans réserve à l'opinion de mon savant confrère, qui se trouve confirmée de point en point par
l'étude approfondie que je viens de faire des propriétés
thérapeutiques des eaux minéro-thermales de Rouzat. Car, il m'a été donné de constater que nos eaux,
comme les autres sources de la contrée, étaient presque exclusivement recherchées par des malades atteints d'affections de la même nature. Ainsi, j'ai eu à
soigner, cette année, un grand nombre de maladies
chroniques, entretenues par un état de débilitation
générale, par l'anémie, par la prépondérance de la
constitution lymphatique ; ou qui étaient liées à la
diathèse scrofuleuse, ou à un état névropathique,
au vice rhumatismal, au vice goutteux, etc., etc.

La majeure partie des malades, qui sont venus
demander à nos eaux la guérison ou le soulagement

de leurs maux, étaient des habitants de la ville de
Riom et des villages si nombreux de la Limagne ou
des montagnes avoisinantes. Presque tous aussi
nous étaient envoyés par leurs médecins respectifs
qui, connaissant les propriétés curatives de nos
sources, leur traçaient à l'avance la ligne de conduite qu'ils devaient suivre pendant la durée du
traitement hydro-minéral. D'où il suit que la plupart de ces baigneurs échappaient à l'examen et à
la direction d'un médecin-inspecteur, consulté seulement par quelques-uns. Ce qui donne la raison
du petit nombre d'observations qu'il m'a été possible de recueillir, cette année, et s'élevant à peine
au chiffre de cent cinquante.

Voici la liste, par ordre de fréquence, des divers
états pathologiques, qui font le sujet de ces observations.

Rhumatismes	53	
Chloro-anémie	23	
Dyspepsie et gastralgie	15	
Scrofule	14	
Affections utérines	13	
Névralgies	11	141
Engorgements de foie	3	
Catarrhe vésical	3	
Gravelle urique	2	
Goutte	2	
Ulcère variqueux	2	

1° Rhumatismes.

Cinquante-trois personnes étaient atteintes de
rhumatisme, soit simple, soit compliqué. Quarante
et une fois la maladie existait dans un état de grande
simplicité, c'est-à-dire exempte de lésion de tissu

et n'ayant porté d'atteinte sérieuse ni à la constitution des malades, ni aux conditions générales de la santé. Chez tous ceux-ci encore, l'affection ne remontait qu'à quelques mois seulement. Dans les douze autres cas, les choses se présentaient sous un tout autre aspect. Ainsi, sur dix de ces malades, le rhumatisme était lié soit à un état dyspeptique, soit à un état névropathique, soit à un état de lymphatisme prononcé, toutes complications exerçant une influence fâcheuse sur la marche de la maladie et sur sa résistance au traitement institué. Enfin, dans les deux derniers cas, le rhumatisme était enté sur la diathèse scrofuleuse la mieux dessinée. J'ajouterai que, chez les malades de la seconde catégorie, l'affection remontait à plusieurs années et même à quinze ans, chez une femme d'Ennezat, âgée de 57 ans.

Sur les cinquante-trois rhumatisants, j'ai compté vingt-neuf hommes et vingt-quatre femmes. Trente-deux fois le rhumatisme siégeait dans une ou plusieurs articulations, et vingt-une fois il occupait des muscles ou des faisceaux musculaires de diverses régions du corps.

Je vais consigner dans les tableaux suivants les divers renseignements que j'ai pu me procurer sur l'âge et sur la profession de ces malades.

Ages.

	Au-dessous de 20 ans..............	3
	De 20 à 30 ans	4
HOMMES...	De 30 à 40 ans	6
	De 40 à 50 ans	8
	De 50 à 60 ans	6
	Au-dessus de 60 ans...............	2

29

FEMMES...
- Au-dessous de 20 ans............ 1
- De 20 à 30 ans 3
- De 30 à 40 ans 5
- De 40 à 50 ans 8
- De 50 à 60 ans 6
- Au-dessus de 60 ans............ 1

} 24

Professions.

HOMMES...
- Cultivateurs.................... 15
- Journaliers.................... 6
- Prêtres........................ 2
- Négociants..................... 2
- Militaires 1
- Sans profession................ 3

} 29

FEMMES...
- Employées aux travaux des champs. 16
- Journalières................... 3
- Sœurs de charité 2
- Négociants..................... 1
- Couturières.................... 1
- Cuisinières.................... 1

} 24

Sur trente-deux individus affectés de rhumatisme articulaire, quatorze fois la maladie occupait une seule articulation, sur huit hommes et sur
six femmes ; chez les dix-huit autres malades, le
rhumatisme était polyarticulaire. Généralisée sur
trois sujets, deux hommes et une femme, l'affection
occupait de deux à quatre articulations, chez les
quinze derniers, huit hommes et sept femmes.

Sur vingt-un malades atteints de rhumatisme
musculaire, les muscles sacro-lombaires ont été affectés douze fois, sur quatre hommes et sur huit
femmes ; le muscle deltoïde a été atteint cinq fois,
chez trois hommes et chez deux femmes; le muscle
biceps brachial a été pris deux fois et les muscles
trapèze et sterno-cléido-mastoïdien l'ont été chacun
une fois, sur quatre hommes.

En jetant les yeux sur les tableaux, où j'ai indi-

qué les professions des personnes atteintes de rhumatisme, il est facile de constater que, sur les cinquante-
trois malades, quarante-quatre exerçaient des professions actives et neuf seulement se livraient à des
professions passives ou sédentaires. C'est-à-dire que
les sept huitièmes de ces rhumatisants, travaillant
presque constamment en plein air et fréquemment
entraînés à un labeur forcé, étaient presque toujours
exposés aux intempéries et aux vicissitudes atmosphériques ; que leur nourriture, en général peu
réparatrice, était parfois insuffisante et même mal-
saine ; qu'ils occupaient encore, pour la plupart, des
logements bas, humides, privés d'air et de lumière,
trop peu spacieux ; qu'ils étaient, enfin, ou mal ou
insuffisamment vêtus ; toutes circonstances qui donnent l'explication de la grande fréquence, des complications variées, de l'opiniâtre résistance de ces nombreuses manifestations rhumatismales, s'installant
dans des organisations épuisées de longue main et
gravement compromises dans l'harmonie de leurs
fonctions et dans la puissance de leur dynamisme.

La médication instituée a été, en général, des
plus simples. Chaque malade prenait tous les jours
une douche de dix à quinze minutes, suivie d'un
bain de 32 à 35° centigr., d'une heure de durée ;
il prenait, en outre, quatre à cinq verrées d'eau
de la source gazeuse, deux verrées le matin et deux
verrées dans la soirée, une heure avant le dîner.
Une alimentation réparatrice, secondée de quelques précautions hygiéniques, complétait le traitement. Presque tous ces malades ont pris de quinze
à vingt bains.

Le résultat a été des meilleurs. Sur les cinquante-trois rhumatisants, vingt-sept sont partis
complétement débarrassés de leur affection. Vingt-
quatre autres ont quitté l'établissement, dans un
état très-satisfaisant, et qu'un séjour plus prolongé
aurait sans doute encore amélioré. Les deux derniers malades, affectés de scrofule dès leur bas-
âge, et qui avaient été atteints d'arthrite rhuma-
tismale quelques mois avant, avaient conservé,
l'un dans l'articulation fémoro-tibiale, l'autre dans
l'article du coude, des engorgements périarticu-
laires, qui étaient en voie de résolution vers la fin
du traitement. Leur état général s'était aussi nota-
blement amendé.

2° Névralgies.

L'étiologie et la symptomatologie des névralgies
et des affections rhumatismales présentent entre
elles, dans quelques circonstances encore assez
fréquentes, une analogie telle que ces deux maladies se confondent sans qu'il soit possible alors
de distinguer l'un de l'autre ces deux états pathologiques, d'ordinaire parfaitement distincts.
Les exemples de cette confusion se produisent dans
certains cas de pleurodynie, de sciatique, mais
surtout dans ces affections viscérales, rattachées
par les uns à l'élément nerveux et par d'autres au
vice rhumatismal. Mais ici l'erreur de diagnostic
ne saurait entraîner de conséquence fâcheuse pour
le patient, puisque les indications thérapeutiques
à remplir sont presque toujours les mêmes, dans
les deux états.

Onze malades atteints de névralgies, sept hommes et quatre femmes, sont venus chercher dans nos thermes un soulagement à leurs douleurs, après avoir vainement essayé de s'en débarrasser par l'emploi des moyens thérapeutiques ordinaires.

Huit de ces malades, cinq hommes et trois femmes, étaient affectés de névralgies du nerf sciatique. Cinq fois l'affection siégeait à droite, et trois fois elle siégeait du côté gauche. La plus jeune des personnes atteintes, était une jeune femme, âgée de 23 ans; la plus âgée était une femme de 53 ans. Hommes et femmes étaient employés aux travaux des champs, à l'exception d'un homme, âgé de 45 ans et exerçant la profession de charron, et de la jeune femme, dont il vient d'être parlé, exclusivement occupée des soins du ménage.

Chez cette dernière, récemment accouchée d'un second enfant, la maladie récidivait pour la troisième fois, depuis sept ans, époque de la première atteinte : chez un homme, âgé de 41 ans, la névralgie remontait à deux ans et avait présenté quelques intermissions de plusieurs mois de durée, pendant son cours : chez une femme, âgée de 44 ans, l'affection durait depuis quinze mois. Chez les cinq autres malades, la névralgie avait une durée de cinq mois au moins et de onze mois au plus.

La constitution de ces huit malades s'est trouvée bonne, si j'en excepte la jeune femme, âgée de 23 ans, d'une constitution lymphatique très-prononcée et l'homme, âgé de 41 ans, dont la complexion était faible et détériorée.

Deux personnes étaient atteintes de pleurodynie, un jeune homme, âgé de 24 ans, domestique, d'une constitution délicate, et une femme, âgée de 33 ans, journalière, jouissant d'une bonne santé habituelle. Chez le premier, la névralgie siégeait dans le sixième espace intercostal du côté droit, et chez la femme, c'était le neuvième nerf intercostal gauche, qui était atteint. Chez les deux, l'affection était récente.

Enfin, une femme, âgée de 48 ans, d'une forte complexion et habituellement bien portante, était affectée, depuis quatre mois, d'une névralgie du plexus brachial, intéressant surtout le nerf radial, douloureux dans tout son parcours.

Le traitement institué a consisté, chez tous, en douches de dix minutes à un quart d'heure, dirigées sur les points douloureux, et suivies de bains, à 35° centigr. environ, d'une demi-heure à une heure de durée. Neuf de ces malades ont pris quinze douches et autant de bains; deux n'en ont pris que douze.

Tous faisaient usage, en même temps, d'eau de la source gazeuse, dont ils buvaient de trois à quatre verrées par jour, deux verrées le matin et une à deux verrées le soir.

Pour tous ces malades, le résultat a été des plus satisfaisants, puisque huit, sur onze, sont partis guéris et que les trois autres ont quitté l'établissement, dans un état d'amélioration sensible.

3° Chloro-anémie.

La chloro-anémie est, après le rhumatisme, l'af-

fection qui s'est présentée le plus fréquemment à
mon observation ; car, dans le court espace de quelques mois, j'ai été appelé à donner des soins à vingt-
trois jeunes filles ou jeunes femmes, atteintes de
cette maladie, qui ont été soumises à l'usage, tant
interne qu'externe, des eaux minérales de Rouzat.

1° Deux jeunes filles, l'une âgée de 18 ans et
l'autre âgée de 19 ans, n'avaient encore compté
aucune époque ménorrhagique ;

2° Cinq autres jeunes filles, âgées de 20 à 25 ans
et dont la santé s'était assez bien maintenue pendant la puberté et les premiers temps de l'adoles-
cence, avaient vu disparaître complétement leurs
menstrues depuis un à deux ans, après avoir
éprouvé quelques alternatives d'irrégularités et
d'interruptions plus ou moins longues ;

3° Chez deux encore, l'une, jeune fille, âgée de
19 ans, à peine convalescente d'une fièvre typhoïde
grave, dont elle fut atteinte dans les premiers
jours du mois d'avril, l'autre, jeune femme, âgée
de 26 ans, mère de deux enfants et épuisée par sa
dernière lactation, beaucoup trop prolongée malgré l'avis contraire du médecin, la suppression
menstruelle remontait à neuf et à dix mois seulement ;

4° Chez huit autres malades, cinq filles et trois
femmes, âgées de 20 à 28 ans, il existait plutôt des
irrégularités, sous le double rapport de la pério-
dicité ou de l'abondance des menstrues, que des
suppressions bien nettes ;

5° Enfin, chez les cinq derniers malades, quatre
jeunes femmes, âgées de 21 à 31 ans, et une jeune

fille, âgée de 23 ans, l'époque ménorrhagique n'avait jamais manqué complétement, et même, chez deux d'entre elles, la jeune fille et l'une des quatre femmes, âgée de 28 ans, l'écoulement menstruel avait pris les proportions d'une véritable perte, à trois ou quatre reprises.

Chez toutes ces malades, l'élément globulaire faisait défaut, et le sang était pâle et sans plasticité.

Ces jeunes filles ou jeunes femmes étaient languissantes, décolorées et quelques-unes tellement affaiblies qu'elles pliaient sous le poids de leur corps; presque toutes éprouvaient des étourdissements, des vertiges, des bourdonnements, des palpitations, de l'essoufflement; chez la plupart, le bruit carotidien et le souffle cardiaque étaient des plus manifestes; toutes présentaient des troubles fonctionnels du côté de l'appareil digestif, à des degrés divers, tels que : appétit irrégulier, bizarre, perverti; anorexie; flatuosités; aigreurs; vomissements, etc., etc. : une impressionnabilité exquise, mise en émoi au moindre incident, une mobilité nerveuse extrême, un état de torpeur intellectuelle et de paresse physique, un sentiment profond de découragement, empreint de sombres pressentiments, un voile de tristesse répandu sur toutes ces jeunes physionomies, complétaient l'ensemble des principaux phénomènes observés chez la plupart de ces malades.

On comprend à merveille que le médecin doive mettre tous ses soins à mesurer l'énergie de la médication thermale, sur le degré d'intensité si variable de la chloro-anémie, sur son ancienneté, sur l'âge de la malade, sur sa constitution, sur l'état de ses forces, etc., etc., les cas légers et simples ne réclamant que l'emploi modéré des eaux minérales et les cas graves, escortés d'accidents toujours fort incommodes et quelquefois très-sérieux, exigeant l'intervention d'un traitement énergique, mais sagement conduit. De là donc, plusieurs ordres d'indications à remplir.

Treize de nos malades, présentant les symptômes de la chloro-anémie simple et dégagée de toute complication, ont été soumises au traitement suivant : — Pendant quatorze à quinze jours consécutifs, chacune d'elles a pris un bain de piscine à 28° cent., d'une heure de durée au plus, et d'une demi-heure au moins. Pendant le même laps de temps chaque malade buvait quatre verrées d'eau de la source gazeuse, deux verrées le matin et autant dans l'après-midi.

Les dix autres malades, atteintes plus gravement et dont plusieurs offraient l'ensemble des phénomènes qui constituent la cachexie anémique, ont subi un traitement plus actif et en rapport avec la gravité des accidents.

Chacune d'elles a pris, par jour, une douche de dix à quinze minutes, dirigée sur la région sacro-lombaire et sur la partie supérieure des cuisses, suivie d'un bain de 32° à 35° cent., prolongé pendant une heure. Comme les malades de la première catégorie, celles-ci ont secondé l'action des douches et des bains par l'usage interne de la même quantité d'eau de la source gazeuse, prise de la même manière.

Les résultats ont été favorables pour toutes ces
malades. Les treize premières, moins gravement
atteintes, sont parties complétement guéries. Des
dix dernières, quatre étaient en voie de guérison
dès le quinzième jour et les six autres dans un état
d'amélioration marquée. Il eût été nécessaire, pour
obtenir la cure des accidents chloro-anémiques,
de prolonger la médication thermale, chez ces dernières ; mais satisfaites de l'amélioration obtenue,
elles se sont refusées à continuer le traitement. Je
dois ajouter que, chez toutes, l'écoulement menstruel avait reparu du sixième au dixième bain.

Nul doute donc pour moi que les eaux de Rouzat
ne soient douées d'une incontestable efficacité dans
le traitement de la chloro-anémie, quels qu'en
soient l'ancienneté, les complications et le degré de
gravité. Et nul doute, aussi, que cette précieuse
vertu, due évidemment à la grande proportion et à
l'heureuse association du fer et du gaz acide carbonique, que ces eaux contiennent, ne les place au
premier rang, parmi les sources qui procurent les
meilleurs résultats, dans le traitement de ce genre
d'affections.

Je m'estime heureux de pouvoir invoquer, à cette
occasion, l'opinion conforme et si autorisée de
M. le docteur Chaloin.

4° Dyspepsie et gastralgie.

Pour le plus grand nombre, les mots dyspepsie et
gastralgie représentent la même maladie, dans ses
manifestations diverses. Pour d'autres, au contraire,
ces mots ont une signification particulière, spéciale,

se rattachant à deux états morbides distincts et séparés. Pour tous, l'affection ou les deux affections, selon qu'on adopte l'une ou l'autre hypothèse, sont constituées par des troubles fonctionnels de l'estomac, avec ou sans douleur, mais exempts de toute altération organique ou de lésion de tissu appréciable. Ce n'est point ici le lieu de discuter ce point controversé ; sans vouloir nier la valeur des arguments invoqués en faveur de leur disjonction, qu'il me soit permis de faire observer que la dyspepsie et la gastralgie sont parfois tellement confondues qu'il devient très-difficile, sinon impossible, de les distinguer nettement et de pouvoir assigner, à chacune d'elles, la part bien définie qui lui revient dans la somme des phénomènes complexes soumis à notre observation. Il serait donc plus avantageux et peut-être plus exact de rattacher, à deux variétés ou à deux degrés du même état pathologique, les deux séries de symptômes, basées sur la présence ou sur l'absence de la douleur. Toujours est-il qu'il existe, entre la dyspepsie et la gastralgie, qu'on les réunisse ou qu'on les sépare, une communauté d'origine, de siége, de marche, etc., etc., encore confirmée par l'analogie des indications thérapeutiques à remplir. Mais il faut se hâter d'ajouter que le traitement minérothermal devra varier, quant au choix et au mode d'administration des eaux, suivant la présence et le degré d'intensité des divers états névropathiques et suivant les causes si variées qui ont engendré ces états morbides, complexes. Il tombe sous le sens que la conduite à tenir soit différente alors que

l'affection se rattache à une cause purement accidentelle, dépendante du genre de vie du malade,
mais dégagée de toute complication diathésique, ou
suivant que l'affection se trouve, au contraire, sous
la dépendance d'une manifestation pathologique
antérieure, ayant porté une atteinte assez profonde
à l'organisme entier pour produire un état constitutionnel ou diathésique, qui pèse de tout son poids
dans la balance. Car ici, comme en toute autre
circonstance, la science des indications thérapeutiques tire la plus grande part de lumière de la con-
naissance aussi exacte que possible des nombreuses
causes, hygiéniques ou physiologiques, qui ont engendré ou qui entretiennent l'affection qu'on est
appelé à combattre.

D'après mes observations, dans les états dyspeptiques simples, ou de cause purement accidentelle
ou hygiénique, les eaux de Rouzat conviennent à
merveille et leur usage, tant interne qu'externe, est
suivi de constants succès. Nos eaux sont encore
souveraines contre certaines dyspepsies de cause
physiologique, telles que celles qui sont produites
ou entretenues par les états rhumatismal, anémique,
ou diathésique quelconque, surtout si l'élément
névropathique manque ou s'il n'existe qu'à un faible degré. Mais dans le cas où le signe constitutif,
pathognomonique de la gastralgie, la douleur, do-
mine la scène, l'usage interne de nos eaux com-
mande une extrême réserve et on est souvent obligé
de faire boire l'eau gazeuse à très-faible dose et
même de la couper avec une légère infusion aroma-
tique. Mais encore alors, on retire le plus grand

avantage de l'usage externe des eaux de Rouzat.

Quinze personnes, atteintes de dyspepsie et de gastralgie à divers degrés, ont été soumises à l'action de nos eaux, dans le courant des mois de juillet, d'août et de septembre. Cinq de ces malades appartenaient au sexe masculin, les dix autres étaient des femmes.

Deux étaient âgés de 25 et de 29 ans, un homme et une femme ; quatre étaient âgés de 30 à 40 ans, deux hommes et deux femmes ; six étaient âgés de 40 à 50 ans, un homme et cinq femmes ; trois étaient âgés de 50 à 60 ans, un homme et deux femmes.

Trois, des cinq hommes, étaient des cultivateurs et les deux autres sans profession ; des dix femmes, huit s'occupaient des travaux des champs, une était couturière et la dernière sans profession.

Chez les cinq hommes, l'affection remontait à cinq mois, au moins, et à deux ans, au plus. Chez deux, elle était en état de récidive ; et chez un seul, le plus jeune et le plus affaibli, une douleur cardialgique continue aggravait singulièrement les accidents dyspeptiques, accidents de la plus grande simplicité chez les quatre autres, dont l'état général était satisfaisant.

Des dix femmes, six avaient atteint l'âge critique, et chez elles, l'intervention de la ménopause était des plus accusées. Trois de ces malades éprouvaient des douleurs continues, rapportées deux fois vers l'orifice cardiaque et une fois dans toute l'étendue de la grande courbure de l'estomac ; chez une quatrième, la douleur, affectant le caractère d'accès,

constituait cet état qu'on nomme vulgairement
crampes d'estomac. Ces accès se reproduisaient tous
les huit ou quinze jours, rarement à de plus longs
intervalles. Chez les six autres, la dyspepsie était
des plus simples et dégagée de l'élément névropathique. Plusieurs de ces malades avaient été affectées de douleurs rhumatismales. Chez six de ces
femmes, la constitution était assez bonne, mais elle
était sensiblement affaiblie chez les quatre autres.

Hommes et femmes, à leur arrivée, présentaient,
à divers degrés, l'ensemble des phénomènes qui
constituent la dyspepsie et la gastralgie, tels que :
appétit généralement diminué, capricieux, perverti
chez quelques-uns; anorexie, rapports nidoreux,
aigreurs, borborygmes, régurgitations, vomissements, etc., etc.; chez cinq malades, douleurs
gastralgiques intenses, quatre fois continues et une
fois sous forme d'accès.

Tous ces malades ont pris de douze à quinze
bains de piscine, à 28, 29° cent., d'une demi-heure
à une heure de durée. Chez les dix personnes affectées de dyspepsie simple, l'eau de la source gazeuse
était prise à la dose de trois à quatre verrées par
jour, moitié le matin, moitié le soir. Mais chez les
cinq malades qui présentaient des accidents gastralgiques, prononcés, il a été procédé à l'ingestion
de l'eau par demi-verrée, sans jamais dépasser deux
verrées par jour. Chez deux malades même, l'eau
était coupée avec partie égale d'une légère infusion
de fleurs de tilleul. Avec ces simples précautions,
l'eau de la source gazeuse a été tolérée par les estomacs les plus faibles et les plus compromis.

La guérison a été complète chez les dix malades atteints de dyspepsie. Des cinq malades affectés d'accidents gastralgiques, trois se trouvaient dans un état des plus satisfaisants ; la douleur avait disparu presque entièrement, les digestions s'exécutaient avec plus de facilité, l'appétit s'était régularisé. Chez les deux derniers malades, la douleur persistait encore, quoiqu'à un faible degré: mais les autres accidents s'étaient améliorés. Il est très-regrettable que ces derniers malades aient interrompu leur traitement, dans le moment même où ils en éprouvaient la salutaire influence.

5° Affections utérines.

(Métrite chronique.)

A l'époque où régnaient les doctrines physiologiques, pour l'immense majorité des médecins, la métrite chronique, comme la plupart des autres affections à marche lente, dérivait d'un état aigu ou subaigu antérieur de l'organe malade. Les mots aigu ou chronique, appliqués à une maladie, représentaient à l'esprit la même entité morbide, en caractérisant ses deux formes différentes, les plus ordinaires. Pour beaucoup de praticiens de notre époque, cette interprétation reste encore la seule vraie; ce qui ne les empêche pas de reconnaître le rôle important que joue sur la marche, sur la gravité, sur la durée parfois désespérante de l'affection chronique, l'état général préexistant de l'organisme, constitutionnel ou diathésique. Les partisans des doctrines modernes, au contraire, faisant peut-être trop bon marché de l'élément inflammatoire, accordent une trop large part d'action, dans la production et dans l'entretien des maladies chroniques, aux conditions pathogéniques émanant d'un état général antérieur, constitutionnel ou diathésique, quelles qu'en soient la nature, l'origine et les manifestations diverses.

Mais les dissidences s'évanouissent, lorsqu'il s'agit de reconnaître qu'un état constitutionnel, non primitif comme les diathèses dont il vient d'être parlé, peut se développer fréquemment sous l'influence fâcheuse de l'affection chronique, qui, par sa désolante persistance, quelle qu'en soit la cause, porte à la longue une atteinte profonde à l'organisme, de façon à constituer cet état général consécutif, réagissant à son tour sur la maladie qui l'a engendré.

Ces considérations générales s'appliquent parfaitement au sujet qui nous occupe, à la métrite chronique, quelles qu'en soient les manifestations diverses, engorgements du corps et du col de l'utérus, granulations, érosions, ulcérations, catarrhes, etc., etc. Car, quelle que soit son origine, inflammatoire ou diathésique, tout le monde est d'accord sur ce point capital, qu'il faut instituer la médication hydro-minérale, en vue de s'attaquer résolûment soit à l'état diathésique préexistant, soit à l'état constitutionnel consécutif, qui absorbent alors la métrite chronique, en la tenant sous leur dépendance absolue. Il importe donc de bien différencier les divers états morbides de l'utérus, de les analyser avec soin, de les distinguer quant à leur siége, à

leur ancienneté, à leur degré de gravité variable,
suivant l'immunité de l'économie, ou suivant qu'elle
est entachée de quelque vice originel ou acquis, en
tenant compte de l'âge, de la constitution, de l'impressionnabilité des malades, toutes circonstances
qui doivent être pesées mûrement avant de décider
du choix des eaux minérales ou de leur mode d'administration. Et ce n'est certes pas trop de toute la
sagacité, de toute la vigilance du médecin pour assurer le succès du traitement thermal, dans les nombreuses maladies chroniques de la matrice, en évitant avec habileté et bonheur tous les écueils qui
l'environnent.

De plus, il faut avoir constamment présents à la
pensée les liens étroits qui unissent intimement les
deux systèmes utérin et cérébro-spinal, dont la so-
lidarité nous explique la production ou la concomi-
tance si fréquentes des divers états névropathiques,
atténués ou exaspérés suivant l'opportunité ou la
contre-indication de la médication instituée. Il ne
faut pas oublier davantage la grande activité circulatoire de la matrice, ni ses habitudes fluxionnaires
périodiques, conditions physiologiques des plus im-
portantes, dont il faut tenir grand compte et qu'on
ne saurait trop surveiller ; parce qu'elles constituent
toujours un embarras sérieux et souvent un danger
réel, dans l'application du traitement thermal le
mieux ordonné. Enfin, on ne doit jamais perdre de
vue que la médication hydro-minérale, quelles que
soient les eaux qui en font les frais, exerce sur l'organisme une action plus ou moins excitante, dont
l'énergie doit être sagement mesurée sur la nature

de l'affection utérine et sur l'importance des diverses circonstances qui l'accompagnent et la modifient profondément parfois.

Suffisamment édifié, par l'expérience des autres et par la mienne propre, sur les propriétés éminemment toniques et reconstituantes des eaux minérales de Rouzat, je les ai opposées de préférence, aux nombreuses affections de la matrice, dont l'inertie et la passivité constituaient le caractère essentiel et distinctif.

Treize femmes, atteintes de métrite chronique, se rattachant aux trois manifestations suivantes, engorgements du corps et du col de l'utérus, granulations, catarrhes, ont été soumises à l'usage de nos eaux.

Quatre étaient âgées de 20 à 30 ans, trois étaient âgées de 30 à 40 ans, cinq étaient âgées de 40 à 50 ans et une comptait 54 ans. Onze de ces femmes s'occupaient des travaux des champs, les deux autres étaient sans profession.

Deux de ces femmes, douées d'une forte constitution, paraissaient jouir d'une bonne santé habituelle ; les onze autres présentaient tous les caractères du tempérament lymphatique, et quelques-unes même de la constitution lymphatique confirmée. Ces dernières étaient faibles, pâles, languissantes et dyspeptiques à divers degrés. L'une d'elles avait ressenti quelques atteintes d'hystérie, à de longs intervalles.

Quatre de ces femmes, seulement, se sont soumises à un examen complet ; il est vrai de dire qu'elles y étaient poussées par la gravité des accidents. Chez trois d'entre elles, je pus constater

l'engorgement du col de l'utérus ; la turgescence et
la rougeur foncée de cette partie étaient des plus
manifestes. Chez la quatrième, il y avait à la fois
engorgement du corps et du col de l'organe, avec
un cercle de granulations sur le pourtour du mu-
seau de tanche et inflexion antérieure marquée.
Ces quatre malades, la dernière surtout, étaient
affectées de catarrhe utérin, abondant ; elles présentaient, en outre, l'ensemble des phénomènes
généraux dont je vais parler tout à l'heure.

Les neuf malades, dont l'examen a été insuffi-
sant pour éclairer convenablement le diagnostic,
offraient, comme caractères dominants, la réunion
des symptômes suivants : écoulement leucorrhéique, variable sous le triple rapport de l'abondance,
de la couleur et de la consistance ; un sentiment de
pesanteur dans le bas-ventre, dans la partie postérieure et inférieure du bassin, surtout prononcé
vers la région recto-vaginale ; des douleurs vers la
partie inférieure des reins et en haut des cuisses,
encore plus marquées aux époques menstruelles;
chez la plupart, ces douleurs s'exagéraient quelques jours avant l'irruption des règles, et chez les
autres, pendant ou après l'écoulement périodique,
devançant presque toujours l'époque de sept à huit
jours, quelquefois plus. Enfin, cinq de ces femmes
se trouvaient sous le coup de la ménopause, et de
ce nombre étaient trois des quatre femmes affectées
d'engorgement du corps ou du col de la matrice.

Les neuf malades qui s'étaient refusées à un
examen complet, et chez quelques-unes desquelles
l'ensemble des accidents généraux pouvait me faire

redouter quelque grave lésion locale, ont été soumises à un traitement des plus simples et le moins
excitant possible, constitué par des bains de piscine
de 28° à 29° centigrades, d'une demi-heure à une
heure de durée, par des injections vaginales avec
l'eau minérale et par l'ingestion de trois à quatre
verrées d'eau de la source gazeuse, dans la journée.

Les quatre femmes, affectées d'engorgement du
corps et du col, de granulations et de catarrhe con-
comitant, ont suivi le traitement suivant : pendant
quinze à seize jours consécutifs, chacune d'elles
a pris une douche à jet modéré, dirigée sur les régions sacro-lombaire et hypogastrique, de cinq à dix
minutes, suivie d'un bain de 30° à 33° centigrades,
d'une heure de durée au moins ; elles faisaient en
outre, matin et soir, des injections vaginales avec
de l'eau minérale, et elles ne buvaient pas moins de
quatre verrées, par jour, d'eau de la source gazeuse,
deux le matin et deux le soir.

Les résultats ont été aussi satisfaisants qu'on
pouvait l'espérer. Les trois malades, atteintes d'engorgement du col et de catarrhe, en ont été complétement débarrassées. Chez la quatrième malade
l'engorgement du corps persistait encore, quoiqu'à
un moindre degré, mais l'inflexion était moins pro-
noncée, l'engorgement du col et les granulations
n'existaient plus; quant à l'écoulement, il était
seulement diminué. Chez toutes l'état général s'était
amélioré ; les douleurs des reins, le sentiment de
pesanteur dans le bas-ventre s'étaient dissipés ; les
digestions s'étaient régularisées, elles s'effectuaient

plus facilement; la circulation s'était activée; l'éréthisme nerveux était tombé, etc.

Six des neuf malades de la seconde catégorie étaient revenues à leur état normal, du dixième au douzième jour du traitement; presque toutes étaient débarrassées de leur écoulement, de leurs douleurs et de leurs accidents dyspeptiques. Les trois dernières, sans doute plus gravement affectées, sont parties, sensiblement soulagées, mais encore aux prises avec la plupart des accidents constatés à leur arrivée.

6° Lymphatisme, scrofule, rachitisme.

La constitution lymphatique est l'exagération du tempérament lymphatique, représentant lui-même un des types primordiaux de l'état physiologique normal de l'organisme. Et lorsque cette prédominance, habituelle mais modérée dans les premiers âges de la vie, acquiert assez de prépondérance pour détruire l'harmonie et l'équilibre des conditions organiques, dont le jeu régulier constitue la santé, on désigne ce fait extraphysiologique par le mot lymphatisme qui, sans dénoncer encore un état morbide déterminé, emporte néanmoins la pensée que la limite physiologique est dépassée. Le lymphatisme aurait donc un pied dans chaque camp, physiologique et pathologique; et il servirait de trait d'union entre l'état normal et le dérangement ou l'altération commençante de la santé. Pour beaucoup d'observateurs, le lymphatisme marque la manifestation initiale, dans l'évolution de l'état constitutionnel morbide constituant la diathèse scro-

fuleuse, comme le rachitisme en est l'expression
dernière. La filiation, qui réunit les accidents morbides légers, simples, mais déjà dessinés et d'origine lymphatique, aux phénomènes caractéristiques
des divers états pathologiques de nature scrofuleuse
confirmée, est incontestablement établie par l'observation rigoureuse des faits, appuyée encore sur
l'autorité des données physiologiques. Et on pourrait invoquer, au besoin, l'analogie, l'identité parfaite qui existe entre les divers agents médicamenteux et hygiéniques, dont l'intervention est
également efficace contre le lymphatisme, contre
la scrofule et contre le rachitisme, pour démontrer
mieux encore le lien de parenté qui relie ou plutôt qui confond ces trois états pathologiques, constituant trois degrés de la même affection.

La scrofule s'attaque de préférence aux premiers
âges de la vie, elle parcourt ordinairement une période de temps d'une quinzaine d'années de durée,
commençant rarement avant l'âge de quatre à cinq
ans et ne dépassant guère la vingt-unième année.
Et lorsque l'attention du médecin est appelée sur
ces manifestations initiales, se rattachant même
plutôt au lymphatisme, qu'à la scrofule confirmée,
il importe d'intervenir sans hésitation et très-acti-
vement. Car nous savons tous que la médication
préventive est surtout puissante alors, tandis que
nous restons souvent désarmés, en présence de la
gravité de certaines manifestations scrofuleuses,
dont nous pouvons nous flatter tout au plus d'atté-
nuer les effets désastreux, en nous efforçant d'en
enrayer la marche et les progrès, en vue de gagner

du temps pour procurer aux malades les bénéfices
de l'âge. A ce moment vraiment propice, on trouve
des ressources précieuses dans l'emploi sagement combiné des divers moyens thérapeutiques,
médicamenteux ou hygiéniques, habilement et
vigoureusement dirigés contre les états initiaux
de la scrofule. Il s'agit alors, en effet, d'instituer une médication qui modifie profondément
l'organisme, qui le transforme et le reconsti-
tue, en quelque sorte, en rétablissant l'équilibre
détruit par la prédominance extraphysiologique
de la constitution lymphatique. L'application active et si opportune de cette médication est féconde
en résultats heureux, parce qu'elle s'adresse à de
tout jeunes sujets, dont la vie active et pleine de
séve se prête merveilleusement à ces modifications,
à ces métamorphoses organiques, rendues plus faciles encore par l'imperfection même des organes
et par l'irrégularité de leurs fonctions, en quelque
sorte rudimentaires.

Quelques auteurs, les Allemands en tête, se sont
crus autorisés à pouvoir rattacher à deux types distincts les manifestations scrofuleuses, suivant la
physionomie constitutionnelle, différente des malades atteints de cette affection. Chez ceux qui ont
la peau fine, le teint vermeil, les cheveux blonds;
dont le corps est élancé, les membres svelets; qui
sont doués d'une mobilité et d'une impressionnabilité nerveuses remarquables ; dont le caractère
est aimable, l'intelligence vive et développée, etc.,
etc., on observerait la forme éréthique ou sensible.
Et, par opposition, on désignerait, sous le nom de

forme torpide ou asthénique, celle que présente-
raient les individus maussades, d'humeur chagrine,
paresseux d'esprit et de corps, d'un physique désagréable et parfois même repoussant ; dont le teint
est blafard, la peau terreuse, la face large, le nez
gros, la lèvre supérieure gonflée, le ventre volumineux, le corps trapu, les membres sans grâce, tantôt
grêles, tantôt ramassés, etc., etc. Mais, comme
le fait observer avec tant de raison M. le docteur
G. Sée, très-compétent en la matière, ces attributs,
tout extérieurs et sous la seule dépendance d'organisations individuelles, ne modifient en rien la nature intime de la scrofule; ils ne sauraient constituer,
tout au plus, que des nuances dans l'aspect des manifestations diverses de cette affection diathésique
qui, au fond, reste toujours une, en conservant ses
caractères définis, dans toute leur constance, dans
toute leur intégrité. Mais je crois encore qu'il importe de tenir compte de ces divergences de constitution et d'organisation, propres à chaque indivi-
dualité, comme aussi de certains états concomitants,
dyspeptique, anémique, névralgique, etc., afin
d'instituer une médication hydro-minérale qui ré-
ponde à toutes les indications.

On rattache généralement, à cinq chefs principaux, les manifestations diverses de la diathèse
scrofuleuse, d'après leur ordre de fréquence et d'a-
près leur lieu d'élection : 1° les engorgements des
ganglions lymphatiques ; 2° les affections de la peau
et du tissu cellulaire ; 3° les affections des mem-
branes muqueuses ; 4° les affections des os et des
articulations ; 5° enfin les affections viscérales. Je

suivrai cet ordre, dans l'exposition rapide que je vais faire des manifestations scrofuleuses, que j'ai observées cette année.

Quatorze individus, atteints de scrofule de forme, de siége et de gravité différents, ont été soumis à l'usage, tant interne qu'externe; des eaux minérales de Rouzat, dans le cours de la saison dernière ; car je ne parle ici que de ceux dont j'ai dirigé le traitement thermal.

1° Six de ces malades, quatre filles et deux garçons, étaient affectés d'adénopathies cervicales, axillaires ou inguinales ; un petit garçon, âgé de 8 ans, présentait l'engorgement des ganglions cervicaux des deux côtés ; une petite fille, âgée de 9 ans, était atteinte d'une double adénite cervicale, mais plus étendue à gauche qu'à droite ; une seconde petite fille, âgée de 11 ans, portait aussi des deux côtés du cou un engorgement ganglionnaire, s'étendant à droite de l'apophyse mastoïde à la région sous-claviculaire ; chez une troisième petite fille, âgée de 11 ans aussi, il existait à la fois un engorgement de ganglions cervicaux et un engorgement de ganglions inguinaux ; chez un garçon, âgé de 13 ans, l'engorgement des ganglions cervicaux, bilatéral, coïncidait avec l'engorgement de deux ganglions axillaires à gauche et l'engorgement d'un ganglion inguinal du même côté ; enfin, chez la quatrième fille, âgée de 15 ans environ, dont la menstruation très-irrégulière remontait à plus d'un an, et qui était affectée d'un écoulement leucorrhéique abondant, les ganglions cervicaux des deux côtés, et quelques ganglions inguinaux à droite étaient engorgés depuis longtemps.

Chez tous ces malades, les adénopathies remontaient à deux ans au moins et à cinq années au plus. Trois portaient, au col, des traces cicatricielles de ganglions anciennement suppurés. Chez tous, la constitution lymphatique était des mieux dessinées. Quatre de ces malades avaient été soumis, sans succès, à l'usage des amers, des dépuratifs, de l'huile de foie de morue, etc., etc.

2° Un jeune homme, âgé de 17 ans, offrant l'ensemble des phénomènes et des attributs extérieurs qui caractérisent la forme torpide de la scrofule, avait vu poindre et se développer, un an avant environ, une grosseur située vers la région postérieure et moyenne de la cuisse gauche. Dans les premiers jours du mois de mars dernier, cette grosseur, qui n'était autre chose qu'un énorme abcès froid, s'ouvrit spontanément. Un pus grumeleux, abondant, s'écoula par une ouverture située en haut et en arrière de la région poplitée; vers la fin du mois d'avril, une seconde ouverture spontanée s'opéra en dehors de la première. Ce fut en cet état que ce jeune homme vint se soumettre à l'usage tant interne qu'externe de nos eaux. Je dois ajouter que le frère aîné de ce malade était affecté de phthisie pulmonaire.

3° Deux jeunes filles, âgées l'une de 13 ans et l'autre de 17 ans, et une jeune femme, âgée de 26 ans, toutes les trois d'une constitution lymphatique, étaient atteintes, la première d'une blépharite intense, les deux autres d'une double otorrhée, avec altération de l'ouïe ; ces trois malades étaient affectées, en même temps, d'un flux muqueux abondant des fosses nasales et les deux dernières d'un flux leucorrhéique considérable. Chez ces trois malades, enfin, ces affections remontaient à trois ou quatre ans.

4° Deux femmes, âgées l'une de 39 ans et l'autre de 45 ans, étaient affectées, la première d'une os- téite du corps des cinquième et sixième vertèbres dorsales, survenue à la suite d'une chute sur la région sacro-lombaire, remontant à quatorze mois, l'autre d'une pseudo-ankylose de l'articulation du genou gauche, survenue aussi à la suite d'une chute sur la partie malade, qui eut lieu vers la fin du mois de décembre dernier. Ces deux femmes, d'une constitution lymphatique des plus prononcées, étaient anémiques, languissantes, et d'une extrême faiblesse.

5° Deux jeunes enfants, âgés l'un de 4 ans et l'autre de 5 ans environ, étaient affectés d'engor- gements des ganglions mésentériques, avec déve- loppement considérable du ventre, remontant à deux ans chez le premier et à plus de trois ans chez le second. Le plus jeune de ces enfants offrait les attributs extérieurs de la forme éréthique, l'autre présentait tous les caractères de la forme torpide.

Les malades des trois premières et de la dernière catégories ont tous pris des bains de piscine, à l'exception des deux enfants qui ont pris des bains de baignoire à 33° centigrades. La durée des bains, pour tous les enfants en bas âge, ne dépassait jamais une demi-heure; ils ont tous bu de l'eau de la source gazeuse, dont la dose variait suivant l'âge de chacun d'eux.

La femme atteinte de carie vertébrale et celle qui

était affectée de pseudo-ankylose, ont pris, la première vingt-trois et la seconde quinze douches d'un
quart d'heure, suivies d'autant de bains pour chacune, à 33° centigrades, d'une heure de durée. Elles
buvaient au moins quatre verrées d'eau de la source
gazeuse, par jour.

Les résultats du traitement thermal, docilement
suivi par le plus grand nombre de malades, a été des
plus satisfaisants, eu égard à la gravité et à la persistance de l'affection. Des six enfants affectés d'a-
dénopathies, les deux premiers ont été complète-
ment guéris, ou paraissaient l'être ; chez les quatre
autres, l'engorgement ganglionnaire, quel qu'en
fût le siége, avait diminué de volume, ou perdu de
sa sensibilité. Chez le jeune homme, atteint d'abcès
froid, le foyer, le trajet fistuleux et l'une des deux ouvertures étaient presque complétement cicatrisés et
l'autre ouverture était aussi en voie de cicatrisation.
J'avais pratiqué tous les jours des injections avec
l'eau minérale, par l'une ou l'autre ouverture. La
blépharite et les otorrhées des trois malades de la
troisième catégorie étaient dans les conditions les
plus heureuses d'amélioration ; les flux muqueux
étaient sensiblement diminués. Chez la femme atteinte de carie vertébrale, l'état général était meilleur,
le sommeil et l'appétit étaient revenus, les douleurs
du dos et des cuisses avaient diminué d'intensité, les
forces s'étaient relevées, la marche était plus facile
et surtout moins fatigante. Chez la femme affectée
de pseudo-ankylose, l'épanchement séro-purulent
intra-articulaire, était en voie de résolution et les
mouvements de l'articulation étaient plus libres et

plus étendus. Enfin, chez les deux derniers malades,
le ventre était moins tendu, moins volumineux et
l'engorgement des ganglions mésentériques semblait
être moins considérable.

Mais c'est surtout, dans l'état général de ces
malades que les changements heureux se sont produits avec autant de promptitude que d'évidence.
Sous l'influence salutaire de l'usage de nos eaux,
dont l'action tonique et reconstituante est mise hors
de doute, on voyait les diverses fonctions sortir
successivement de l'état de torpeur où elles étaient
plongées avant, l'appétit se réveiller, les digestions
devenir faciles, la nutrition, l'assimilation et la
circulation s'activer, les forces se développer, le
calme et la confiance renaître, etc., etc.

En dehors de ces divers groupes d'affections
chroniques, traitées avec tant de succès dans les
thermes de Rouzat, j'ai recueilli quelques cas
remarquables d'engorgement du foie, de catarrhe
vésical, de gravelle urique, de goutte, d'ulcères
atoniques, etc., etc. Et, ici encore, les résultats
obtenus par la médication hydro-minérale ont été
des plus satisfaisants. Mais, le petit nombre d'observations, que j'ai pu réunir sur chacun de ces
états pathologiques, ne m'autorisant pas à tirer des
conclusions de quelque valeur, je remets à d'autres temps l'étude plus complète de ce sujet intéressant. Et j'espère, appuyé sur l'importante autorité des faits, pouvoir démontrer plus clairement
encore non-seulement la communauté d'action de

nos eaux et des autres sources chaudes de l'Auvergne, mais aussi leur incontestable et puissante efficacité contre toutes les maladies chroniques, entretenues par un état de débilitation générale.

L'action si salutaire des eaux de Rouzat est, d'ailleurs, merveilleusement secondée par le concours favorable des nombreuses circonstances climatériques, au milieu desquelles se trouvent placés les malades qui fréquentent nos thermes. Ainsi : situation propice de l'établissement, abrité dans un pli de terrain sur le flanc de la montagne, dominant la vaste plaine de la Limagne, à l'aspect du Levant ; altitude moyenne ; large radiation solaire ; air vif, pur, raréfié sans excès ; température égale, exempte de ces brusques variations atmosphériques si fréquentes ailleurs, etc., etc., telle est l'heureuse réunion des conditions climatériques qui, avec l'exercice et la distraction, sont, sans contredit, les éléments hygiéniques les plus précieux qu'on doive rechercher près d'une station thermale, parce qu'ils sont aussi l'auxiliaire le plus puissant de l'action bienfaisante des sources minérales.

CHAPITRE V.

Les considérations qui précèdent, démontrent péremptoirement l'efficacité des eaux minérales de Rouzat et l'opportunité de leur application contre les maladies de long cours, dans leurs périodes stationnaires, alors surtout que les causes qui les entretiennent semblent sommeiller. Il suit de là que l'usage de nos eaux est formellement contre-indiqué dans les divers états pathologiques, qui se présentent à notre observation dans des conditions différentes ou opposées. Je me bornerai à faire ici la simple énumération de quelques-uns de ces états, sans les accompagner d'inutiles développements.

On doit placer en première ligne toutes les maladies aiguës, fébriles ou non, et on sait que la liste en est longue. Puis viendraient les affections chroniques dans leur période d'activité, ou qui sont trop voisines de l'état aigu auquel elles ont succédé, ou encore qui sont accompagnées d'un état d'acuïté accidentel et récent. En troisième lieu, il faudrait mentionner les nombreuses maladies à marche lente, quels qu'en soient la nature, l'origine, le siége, parvenues à la période ultime de leur développement, avec ou sans lésion de tissu, avec ou sans dégénérescence organique, ou dont l'incurabilité serait démontrée. De ce nombre sont toutes les affections cancéreuses, l'albuminurie, le diabète, la phthisie pulmonaire, etc., parvenus à leur dernière période. Ce seraient ensuite les lésions organiques de quelques points du système cérébro-spinal, ou de l'appareil circulatoire ; le ramollissement cérébral, les foyers apoplectiques, pour le premier, et, pour le second, les anévrysmes du cœur ou des gros vaisseaux, le rétrécissement des ouvertures cardiaques, les insuffisances valvulaires, l'hypertrophie, etc., etc. Il faudrait encore tenir compte de certaines conditions d'âge, de constitution, etc., telles que l'exquise susceptibilité nerveuse des uns, la pléthore sanguine, liée à une grande irritabilité, chez les autres. Enfin, on ne saurait jamais assez surveiller certains états individuels, qu'on ne peut ni définir, ni expliquer, désignés sous le nom d'*idiosyncrasie* et caractérisés par une répulsion invincible de l'organisme contre la médication thermo-minérale, la plus sagement instituée et dont la tolérance est néanmoins rendue impossible.

Dans toutes ces circonstances, et dans une foule d'autres encore, le médecin, n'obéissant qu'à l'impérieuse nécessité d'accomplir son devoir, devra, sans hésiter, éloigner des thermes toutes les personnes dont l'existence pourrait se trouver compromise par l'usage intempestif de nos eaux. De là aussi, mais dans le seul intérêt des malades, l'obligation, pour eux, de prendre au préalable les conseils de l'homme de l'art, seul juge éclairé du choix des eaux, de leur mode d'application et de l'opportunité ou de la contre-indication de leur usage.

CHAPITRE VI.

PROMENADES ET EXCURSIONS.

L'efficacité de la médication hydro-minérale, avons-nous dit, est puissamment secondée par la réunion des conditions climatériques, au milieu desquelles se trouvent placés les malades qui fréquentent les thermes de Rouzat. Deux autres éléments hygiéniques, non moins précieux pour atteindre ce but, l'exercice et la distraction, leur sont encore procurés par les promenades et par les excursions intéressantes, auxquelles ils peuvent se livrer sans fatigue, dans le voisinage même de l'établissement. Ce ne sont de toutes parts que points de vue incomparables, que paysages ravissants, que sites pittoresques, d'aspects variés à l'infini, toujours propres à charmer l'imagination, en réveillant dans l'âme les émotions les plus vives, mais mobiles comme les mille impressions qui les font naître.

Sous l'heureuse influence de ces promenades, qui prêtent ainsi le plus utile concours à l'action bienfaisante de nos eaux, on voit reparaître rapidement le jeu régulier des organes et les forces se ranimer, en même temps que l'éloignement des affaires, l'oubli des soucis de la vie, le calme de l'esprit, le silence des passions, joints à l'irrésis-

tible attrait des magnificences de la nature, exercent la plus salutaire diversion sur le moral des
malades.

Je ne veux citer ici que quelques-uns des nombreux buts de promenades ou d'excursions, plus
ou moins rapprochés des thermes de Rouzat.

Dans le voisinage même de nos sources, ce sont
d'abord les délicieuses gorges de Prompsat et de
Teilhède. Après avoir gravi les montagnes qui les
dominent, on parvient, en moins d'une heure, au
manoir de Chazeron. Cette demeure semi-féodale
réunissait, aux garanties du château fort, tous
les agréments d'une somptueuse habitation des
champs. De la haute tour crénelée, l'œil embrasse
un immense et splendide panorama. Du nord-
ouest au midi, se déroule l'imposante chaîne des
Monts-Dômes et, à l'aspect du levant, par delà les
fertiles plaines de la Limagne, baigne, dans la lumière de l'horizon lointain, la cime bleuâtre des
montagnes du Forez.

Un chemin direct conduit, en deux heures, au
Puy-Chalard, l'un des cratères éteints les plus curieux de l'Auvergne et au lac de Tazenat, dont le
bassin circulaire est l'œuvre du volcan. Les bords
de cette magnifique nappe d'eau, opposés au canal
de décharge, s'élevant presque à pic à une hauteur
de trois cents mètres environ, sont recouverts de
scories et de pouzzolanes rougeâtres, qui semblent
vomies d'hier : l'autre moitié du contour du lac est
enfermée dans l'épaisse ceinture de deux bois de
chênes et de pins, de la plus vigoureuse poussée,
et séparés par la vallée, toujours verte, qui s'étend

jusqu'au hameau de Rochegude : d'un côté donc,
c'est le spectacle navrant des traces éternelles du
passage de la lave ardente, et, de l'autre, le sédui-
sant tableau d'une luxuriante végétation repose et
charme la vue.

En quittant les rives du lac de Tazenat, dont on
s'éloigne toujours à regret, on prend de préférence,
pour regagner plus rapidement les thermes de
Rouzat, la nouvelle route de Combronde à Manzat,
établie sur les flancs des montagnes, de manière
à dominer les gorges et les vallées, si nombreuses
dans tout son parcours. D'un seul point de cette
route, et par une étroite échappée, l'œil découvre .
le toit du château de Chavanon, bâti sur l'emplacement du monastère de ce nom, dans la partie
la plus reculée d'une vallée profonde et ombreuse.
Cette vallée est située au milieu de montagnes au-
trefois couronnées de sombres forêts druidiques,
dont les profondeurs entouraient de mystère les
sacrifices sanglants des vieux prêtres gaulois. Et l'on
peut voir encore aujourd'hui, non loin de la vallée
de Chavanon, une table de dolmen, de forme
triangulaire, taillée dans un énorme bloc de granit.

Les baigneurs qui ne redouteraient pas la fatigue d'excursions plus éloignées, visiteraient avec .
le plus vif intérêt : vers le nord, le riant vallon de
Châteauneuf, jeté au milieu d'une nature aride,
sévère, tourmentée et, un peu plus loin, les gorges
profondes et sauvages de Lisseuil et de Menat,
animées par la Sioule, dont les eaux limpides dé-
crivent mille méandres gracieux, en s'éloignant
des derniers échelons des Monts-Dômes : vers le

sud-ouest, le vieux donjon de Tournoël, fameux dans les légendes du moyen âge et, dans son voisinage, les carrières du Volvic, incessamment fouillées depuis tant de siècles, sans jamais être épuisées.

Enfin, les ruines de l'ancienne et puissante abbaye des chartreux et les mines argentifères de Pontgibaud, situées les unes et les autres sur les rives de la Sioule, seraient encore des buts d'excursions un peu éloignées sans doute, mais aussi des plus intéressantes.

CHAPITRE VII.

INCRUSTATIONS.

Les eaux minérales de Rouzat, comme celles de Saint-Allyre, de Saint-Nectaire et de Gimeaux, se distinguent des autres sources de la contrée par la proportion relativement plus considérable de bicarbonate de chaux et peut-être encore par la plus grande mobilité de leurs principes minéralisateurs. Aussi, déposent-elles une notable quantité de carbonate de chaux, nuancé de couleurs différentes, selon le lieu d'où elles émergent et suivant les distances qu'elles parcourent avant d'être utilisées. L'industrie s'en est emparée pour leur faire créer des incrustations remarquables par la variété et par la délicatesse des objets soumis à leur action. Les camées, les statuettes, les médaillons, etc., etc., sortis de l'établissement de Rouzat, né d'hier, rivalisent d'élégance avec les incrustations les mieux réussies qui nous viennent des établissements rivaux.

Aussi, peut-on prédire, à coup sûr, un brillant avenir de prospérité à l'établissement d'incrustations de Rouzat, dirigé avec autant d'habileté que de soin, par M. Moneyron.

CHAPITRE VIII.

DES CURES DE PETIT-LAIT ET DE RAISIN (1).

Les cures de petit-lait et de raisin se rapprochent assez de la médication hydro-minérale, pour qu'il me soit permis d'en dire quelques mots à la suite de cette dernière.

Le petit-lait et le raisin, que les médecins allemands regardent comme des eaux minérales organiques, inséparables du traitement hydro-minéral, sont en grande faveur en Suisse, en Allemagne et en d'autres lieux encore, où on les emploie soit isolément, soit associées aux eaux minérales. En France, les cures de petit-lait et de raisin jouissent d'un crédit fort limité. Aussi, à l'exception d'Allevard et d'Uriage, où la cure de petit-lait est mise en pratique depuis quelques années seulement, je ne sache pas qu'il existe d'établissement exclusivement consacré à ce genre de médication ; tandis que les Molken-Kur et les Trauben-Kur abondent chez nos voisins et qu'ils se trouvent annexés à presque toutes les

(1) Le petit-lait est employé en boisson et sous forme de bains. Pris en boisson, le petit-lait passe pour un agent thérapeutique altérant et analeptique à la fois : les bains de petit-lait seraient en même temps résolutifs et fortifiants; car, au dire de M. le docteur Carrière, ils constitueraient un des meilleurs moyens de modérer l'impressionnabilité nerveuse et de rappeler l'énergie dans l'économie épuisée.

stations thermo-minérales de la Suisse et des bords
du Rhin.

Sans partager l'engouement des auteurs allemands
pour ce mode de traitement, trop dédaigné par les
médecins français, je pense qu'on ne saurait nier
les incontestables services que les cures de petit-
lait et de raisin peuvent rendre dans quelques états
pathologiques, dont il ne faudrait exagérer cependant ni le nombre, ni l'importance. Je n'ai pu me
défendre d'un certain entraînenement, à l'endroit
des avantages qu'on pourrait en recueillir, à la lec-
ture de l'intéressant ouvrage du docteur Carrière (1).
Les curieux renseignements consignés dans ce livre,
l'exposition aussi complète que lucide des opinions
allemandes, puisées aux meilleures sources, qui s'y
trouve fidèlement reproduite, me font vivement re-
gretter l'absence, en France, des éléments nécessaires pour l'application satisfaisante des cures de
petit-lait et de raisin. Et, cependant, nul pays au
monde ne se prêterait mieux que la basse Auvergne
à la création d'établissements appropriés à un genre
de traitement, dont les bienfaits nous sont à peu près
inconnus. Les riches coteaux de Royat, de Châtel-
Guyon, de Rouzat, où s'étale la vigne; nos montagnes
couvertes de gazons aromatiques; les gras pâturages
de nos vallons toujours frais, les nombreux trou-
peaux qui y paissent en liberté; le climat tempéré
de cette contrée privilégiée, l'air pur et embaumé
qu'on y respire et mille autres conditions encore,

(1) *Les cures de petit-lait et de raisin en Allemagne et en Suisse*
dans le traitement des principales maladies chroniques. Paris,
1860.

favoriseraient singulièrement l'institution la plus
heureuse des cures de petit-lait et de raisin.

Dans son livre, le docteur Ed. Carrière déve-
loppe, avec une conviction que je voudrais pouvoir
partager, la théorie chimique à l'aide de laquelle
les auteurs allemands prétendent expliquer le mode
d'action du petit-lait et du raisin sur l'économie
animale, théorie qu'on peut résumer en quelques
mots. Pour ces auteurs, le petit-lait et le raisin, étant
des agents très-pauvres en azote, doivent s'adresser
de préférence et avec les meilleures chances de
succès aux divers états maladifs, caractérisés par la
prédominance des éléments azotés. Mais, pour le dire
en passant, est-il donc toujours si facile de distinguer les états pathologiques dans lesquels les éléments azotés prédominent, de ceux où ces mêmes
éléments peuvent faire défaut? Sans vouloir me prononcer, d'ailleurs, sur le mérite de cette théorie,
peut-être plus séduisante que vraie, je persiste à
crôire que l'usage méthodique du petit-lait et du
raisin peut procurer d'excellents résultats dans quelques circonstances, moins fréquentes sans doute
qu'on ne le prétend.

Depuis près de deux siècles, le petit-lait a pris
rang parmi les agents thérapeutiques les plus usités.
Après Frédéric Hoffmann, les médecins de tous les
pays, mais les médecins allemands surtout, en ont
préconisé l'efficacité contre une foule de maladies
de long cours, dont l'épuisement de l'organisme est
la conséquence. On lui accorde tour à tour la triple
et précieuse propriété d'être un purgatif doux, un
dépuratif léger, et un analeptique des plus avanta-

geux. Dans leur enthousiasme, les auteurs allemands regardent le petit-lait de brebis comme un
préservatif de la phthisie pulmonaire et, aussi, comme
le meilleur moyen d'enrayer la marche de cette re-
doutable maladie, le préférant de beaucoup à l'huile
de foie de morue, dont personne ne conteste la valeur en pareille occurrence. Tout en se défendant de
semblables exagérations, bien plus propres à com-
promettre qu'à établir la vertu de cet agent, on est
forcé de reconnaître que l'emploi bien entendu du
petit-lait est de la plus heureuse application, dans
les nombreuses irritations chroniques du tube digestif et de ses annexes, des voies génito-urinaires,
mais surtout de l'appareil respiratoire, (laryngites,
bronchites, pleuro-pneumonies, asthmes, phthisies
pulmonaires, etc., etc.).

Et, ce que je viens de dire des bienfaits dus à
l'emploi méthodique du petit-lait, s'applique avec la
même vérité à la cure de raisin ; les faits nombreux
consignés dans les ouvrages des auteurs allemands,
nous en fourniraient la preuve au besoin, si nous
n'étions déjà renseignés sur ce point intéressant, par
l'observation de tous les jours, que tout le monde,
médecins et malades, est à même de faire, dans la
Bourgogne, dans le Bordelais et dans tous les pays
vignobles. Il est de notoriété, dans tous ces lieux, que
l'usage prolongé du raisin régularise les fonctions di-
gestives, active l'assimilation, relève les forces, re-
constitue le sang et qu'il rend les meilleurs services
dans un grand nombre de maladies à marche lente,
entretenues par un état de débilitation générale,
quelle qu'en soit la cause. On y est encore parfaite-

ment renseigné sur l'incontestable efficacité de l'u-
sage rationnel de ce fruit bienfaisant dans les affections chroniques du tube digestif, spécialement dans
les cas si fréquents de dyssenteries graves, de diar-
rhées rebelles, consécutives aux fièvres typhoïdes,
aux entéro-côlites, aux ulcérations intestinales, ou
à toute autre maladie. Aussi, dans ces contrées
vraiment favorisées, le raisin jouit-il d'une sorte de
popularité, justifiée par les constants succès qu'on
est en droit de rapporter presque exclusivement à
son usage si salutaire.

Ces rapides considérations suffisent pour faire
pressentir tout le parti qu'on peut retirer des cures
de petit-lait et de raisin, soit qu'on les associe à la
médication hydro-minérale, soit qu'on les alterne
avec elle, puisque ces cures prêtent à cette dernière
le concours le plus efficace, si elles n'en sont, dans
bien des cas, le complément obligé, comme le prétendent les médecins allemands. Pourquoi donc
n'utiliserait-on pas ce précieux adjuvant, lorsqu'on
s'y trouve convié par la réunion des conditions lo-
cales, les plus heureuses, pour atteindre sûrement
le but qu'on se propose.

Je pense, avec MM. Durand-Fardel et Carrière,
qu'on devrait prendre en sérieuse considération ces
nouveaux agents thérapeutiques et que tous nos efforts devraient tendre à vulgariser en France cette
double médication, presque ignorée chez nous, et
dont nos voisins racontent des merveilles.

APPENDICE.

8° Moyens de communications.

On arrive à Rouzat de Paris, des départements du nord et du centre de la France par le chemin de fer de Lyon, qui s'embranche sur la ligne du Bourbonnais. En moins de dix heures, le trajet s'effectue de Paris à Riom. Un service d'omnibus est établi entre cette dernière ville et l'établissement thermal de Rouzat, et la distance qui les sépare est franchie en une demi-heure.

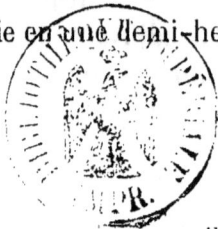

FIN.

TABLE DES MATIÈRES.

CHAPITRE VII.

CHAPITRE VIII.

APPENDICE.

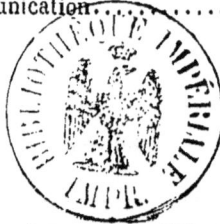

FIN DE LA TABLE DES MATIÈRES.

Corbeil. — Typ. et stér. de Crété.

www.ingramcontent.com/pod-product-compliance
Lightning Source LLC
Chambersburg PA
CBHW071520200326
41519CB00019B/6016